不安や心配を克服するためのプログラム
治療者用ガイド

著
リチャード・E・ジンバーグ
ミッシェル・G・クラスケ
デイビッド・H・バーロウ

監訳
伊豫雅臣

訳
沖田麻優子

星和書店

Mastery of Your Anxiety and Worry Therapist Guide

Second Edition

by
Richard E. Zinbarg, Ph.D.
Michelle G. Craske, Ph.D.
David H. Barlow, Ph.D.

Translated from English
by
Masaomi Iyo, M.D., Ph.D.
Mayuko Okita, M.D., Ph.D.

English Edition Copyright © 2006 by Oxford University Press, Inc.

Japanese Edition Copyright © 2018 by Seiwa Shoten Publishers, Tokyo

Originally published in English in 2006. This translation is published by arrangement with Oxford University Press. Seiwa Shoten Publishers is solely responsible for this translation from the original work and Oxford University Press shall have no liability for any errors, omissions or inaccuracies or ambiguities in such translation or for any losses caused by reliance thereon

訳者まえがき

『不安や心配を克服するためのプログラム：治療者用ガイド』（原題：*Mastery of Your Anxiety and Worry : Therapist Guide, Second Edition*）をお手に取ってくださりありがとうございます。本書は，英米の精神科治療の現場で広く用いられている Oxford University Press の認知行動療法テキスト，Treatment That Work™ シリーズの一つで，主に全般性不安障害（全般性不安症）を対象としたものです。各シリーズに医療従事者向けのガイドと患者さん向けのワークブックがあり，治療の進度に合わせて読むことができるのみでなく，両者がお互いに良い協力関係を築きながら治療を行えるよう構成されています。本書は，『不安や心配を克服するためのプログラム：患者さん用ワークブック』と併せてご活用ください。

また，本書は基本的な認知行動療法の手法に基づいて書かれており，初学者でも十分使用可能な内容です。初学者の方には，より患者さん目線でわかりやすく作られたワークブックも同時に学ぶことをお勧めいたします。不安や心配，緊張といった症状は全般性不安障害（全般不安症）のみに限らず多くの精神疾患に共通しますので，本書の一部のスキルはその後の臨床現場でも幅広く応用可能であると考えられます。

訳者の渡米時，既に『慢性疼痛の治療：患者さん用ワークブック』（ジョン・D・オーティス著，伊豫雅臣，清水栄司監訳，星和書店，2011）および『慢性疼痛の治療：治療者向けガイド』（ジョン・D・オーティス著，伊豫雅臣，清水栄司監訳，星和書店，2011）が出版されており，このシリーズの素晴らしさは使用感をもって存じておりましたが，カリフォルニア大学ロサンゼルス校（UCLA）の不安障害クリニックでほぼすべてのレジデントがこのシリー

ズの本から学び，限られたセッション数で確実に効果を出していく姿には非常に印象深いものがありました。優れた治療法が言葉や文化を越えて伝えられることの意義と，知識や治療方針の共有のためだけでなく，自宅での復習やエクササイズの練習をサポートし，セッションでの取り組みを日常生活の一部としていくための日本語版テキストの必要性を改めて実感した次第です。

　UCLAの精神科のレジデントたちは，こういったテキストを疾患別に勉強し，基本的な認知行動療法のモデルへの理解を深め，様々なテクニックを習得したのち，患者さんの症状に合わせてオーダーメードでスキルを応用する，診断を超えた認知行動療法を実施しています。熟練した治療者で，既にご自分のやり方でより柔軟な認知行動療法を実施している方もいらっしゃると思いますが，本書の中の様々なモジュールや症例における具体的な言葉選び，治療の背景にある原則といったものから，何らかの新しい発見を得ていただけましたら幸甚です。

　「心配性／不眠／緊張で困っている」といった相談を個人的に受けることがありますが，適切な治療をすれば良くなる症状であるのにもかかわらず，「心配性は自分の性格だから変わらない」と認識していたり，「対処法がわからない」「精神科に行くと薬をたくさん出されるかもしれないから怖い」という理由で受診をためらい，つらい症状を我慢している方は医療従事者が認識している以上に多くいらっしゃいます。そういった方にも，受診の前段階として疾患や治療法を学べる本があれば，ご自身の置かれている状態を理解する一助になるのではないかと考えています。

　本書の翻訳にあたり，著者の一人であるUCLA心理学のDr. Michelle Craskeに温かなサポートを賜りました。私の申し出を受け，ニュアンスが分かりにくい部分など細かい質問にも快くお答えくださり，著者の意図を極力忠実に翻訳したいという希望を叶えていただいたこと，大変感謝しております。そして，渡米前に認知行動療法の知識とスキルを得る機会を与えてくださった千葉大学精神科の伊豫教授を始めとする諸先生方，

UCLAの不安障害クリニックでご指導くださったDr. Bystritsky，カンファレンスで議論を交わしてくださったレジデントやアテンディング，セラピストのみなさん，そして本書の発行にあたって細やかなお気遣いと支援をしてくださった星和書店の皆様に心から御礼を申し上げます。
　少しでも多くの方々にとって，本書が不安や心配を乗り越えるために役立つことを願っております。

訳者　沖田麻優子

もくじ

訳者まえがき　iii

	第 **1** 章	治療者がはじめに理解しておくとよいこと …………… 1
	第 **2** 章	不安と全般性不安障害（全般不安症：GAD）の本質 …… 27
	第 **3** 章	治療の概略と基本原則 ………………………………… 39
☞ 第 1 章	第 **4** 章	全般性不安障害（全般不安症：GAD）とは …………… 51
☞ 第 2 章	第 **5** 章	不安のモニタリング法を身につける …………………… 71
☞ 第 3 章	第 **6** 章	不安の持つ役割，機能 ………………………………… 85
☞ 第 4 章	第 **7** 章	GADをもう少し詳しく知る ………………………… 97
☞ 第 5 章	第 **8** 章	リラックスするための方法 ………………………… 107
☞ 第 6 章	第 **9** 章	不安を引き起こす思考をコントロールする（1） ──危険を過剰に予測する癖── …………………… 117
☞ 第 7 章	第 **10** 章	不安を引き起こす思考をコントロールする（2） ──最悪の事態を考えてしまう癖── ……………… 135
☞ 第 8 章	第 **11** 章	心配するという行動の本質をつかむ ──恐れに向き合うということ── ………………… 151
☞ 第 9 章	第 **12** 章	恐れを乗り越え，行動する ………………………… 165
☞ 第 10 章	第 **13** 章	実際の問題に向き合う ──タイムマネージメント，目標設定，問題解決への 　ヒント── ………………………………………… 177
☞ 第 11 章	第 **14** 章	薬物療法とこのプログラムとの関係 ……………… 187
☞ 第 12 章	第 **15** 章	このプログラムの成果とあなたの将来 …………… 195

文献　203

注：☞ 第〇章 のマークは，『不安や心配を克服するためのプログラム：患者さん用ワークブック』
　　の章（本書の内容に対応する章）を示しています。

第1章 治療者がはじめに理解しておくとよいこと

不安や心配を克服するためのプログラム（The Mastery of Your Anxiety and Worry：MAW，以下，本書のプログラムを MAW プログラムと呼びます）は，十数回のセッションに分けて提供され，個人でも少人数のグループでも行えるように作られています。個人に対して行うときは，それぞれのセッションに約50分必要です。通常，6～8名の少人数のグループでセッションを行うときには90分間ずつ割り当てます。治療者には以下の2つのことをお勧めします。すなわち（1）ワークブック[*1]に記載されている各セッションについて説明すること，（2）患者さんに，ワークブック中の関連のある資料を読み，次のセッションまでに該当するエクササイズをやり終えておくように伝えることです。この治療者用ガイドの第4章のはじめには，各セッションの主なポイント，治療者が知っておくべき情報，治療の背景にある原則についての説明があります。我々の経験に基づいて，患者さんたちからの典型的な質問や，生じる可能性のある問題についても記載しています。

[*1] 訳者注：本書で「ワークブック」と表記してある場合，**『不安や心配を克服するためのプログラム：患者さん用ワークブック』**を指します。（『不安や心配を克服するためのプログラム：患者さん用ワークブック』ミッシェル・G・クラスケ，デイビッド・H・バーロウ著，伊豫雅臣監訳，沖田麻優子訳，星和書店，2017）

このプログラムの効果を得られるのは どのような人か

このプログラムは主に心配や緊張に悩む人々のために作られています。DSM-Ⅳ-TR（*Diagnostic and Statistical Manual of Mental Disorders*, 4th edition, Text Revision：『精神疾患の診断・統計マニュアル』第4版，テキスト改訂版）による全般性不安障害（全般不安症，generalized anxiety disorder：GAD）の診断基準を満たす方には理想的な内容ですし，診断基準には当てはまらないものの，ときどき不安や緊張を感じている方にも役立つことでしょう。DSM-Ⅳ-TRによるGADの診断基準については後述します*2。DSM-Ⅳ-TRによるGADの重要な特徴は，少なくとも6カ月間持続する，過剰かつ生活の中に広がってしまっている心配です。このような状況での「過剰な心配」とは，対象となっている出来事について，実際に起こる確率や起こりそうもない根拠を検討したにもかかわらず，心配の強さや持続時間，または頻度のほうが勝ってしまっている状態を指します。加えて，その不安は制御（コントロール）不能であるという特質を持ちます。つまり，今取り組んでいることに集中できなくなるほどの不安を感じ，心配することを止めるのが難しいと認識している状態です。不安が暮らしの隅々まで広がってしまうというのは，未成年の子どもや日々の出来事といった幅広い対象への心配や，人生の大切な出来事（例：仕事，家族，経済的なことなど）の中の複数のことに意識が集中してしまうことを指します。このような不安の対象は6カ月の間に繰り返し移り変わることがあります。その上，それらの心配は，落ち着かなさ，易疲労感，興奮する，神経質になる，イライラする，睡眠障害，といった，緊張に関連する

---

*2 訳者注：DSM-5では，DSM-Ⅳ-TRと比べて特に項目に大きな変更点はみられません。

身体症状をもたらします。こういった緊張は，身体が脅威に対し反応する準備をしている状態でみられます。

　患者さんは自分の心配が過剰であることを必ずしも認識しているわけではありませんが，絶え間のない不安による主観的な苦痛や，不安になる過程を制御することの難しさ，またはそれによる生活機能の低下を訴える可能性があります。多くのケースにおいて治療者は，患者さんの不安に関連する生活状況をひととおり分析することで，その心配が過剰なものかどうかを判断することができます。例えば，もし患者さんの不安のひとつが経済的な問題であるとしたら，収入や借金，貯金，そしてその他の資産について質問する必要があるかもしれません。我々は，患者さんの中の一人，放射線学者で年収が数千万円あり株式や債券に多額の投資をしている方に，経済面に対する不安が過剰になっていると判断したことがあります。しかし，私たちはまさに失業したばかりで毎月の請求を支払うことが難しいほど僅かな貯金しかないような方には，経済的な不安が過剰だと強く言うことは難しいと思います。他の事例になりますが，治療者は患者さんが属する同じ文化圏の人たちと，不安の程度を比較する必要があるかもしれません。例えば，我々の患者さんの一人は信心深いユダヤ教徒で，ホモセクシャルは道義に反すると信じており，彼女は自分の息子がゲイになるのではないかと非常に心配していました。我々が彼女に，その心配の程度について同じ集会に来る男の子の母親たちと比べてみるようお願いしたところ，他の母親たちは彼女と同様にホモセクシャルは道義に反すると信じていたのですが，息子がゲイになる可能性について，その患者さんほど心配していないことが明確になりました。

GADのDSM-Ⅳ-TRにおける診断基準
（幼少期の過剰不安障害〔不安症〕を含む）

　A．（仕事や学業などの）多数の出来事または活動についての過剰な不安と心配（予期憂慮）が，起こる日のほうが起こらない日より多い

状態が，少なくとも6カ月間にわたる。
B. その人は，その心配を抑制することが難しいと感じている。
C. その不安および心配は，以下の6つの症状のうち3つ（またはそれ以上）を伴っている（過去6カ月間，少なくとも数個の症状が，起こる日のほうが起こらない日より多い）。（注：子どもの場合は1項目だけが必要）
　　（1）落ち着きのなさ，緊張感，または神経の高ぶり
　　（2）疲労しやすいこと
　　（3）集中困難，または心が空白になること
　　（4）易怒性（イライラしやすい）
　　（5）筋肉の緊張
　　（6）睡眠障害（入眠または睡眠維持の困難，または，落ち着かず熟眠感のない睡眠）
D. 不安や心配の対象は，第1軸とされるような特定の範囲には限定されない。例：不安や心配はパニック発作についてのものではなく（パニック障害でみられる），人前で恥をかくのではないかというものでもなく（社交不安でみられる），汚染されるというものでもなく（強迫性障害でみられる），家や近くにいる身内と離れることでもなく（分離不安でみられる），体重が増えるというものでもなく（神経性無食欲症でみられる），または，重篤な病気になったというものでもなく（心気症でみられる），そして，PTSDの症状の一部でもない。
E. その不安，心配，または身体症状が，臨床的に意味のある苦痛，または社会的，職業的，または他の重要な領域における機能の障害を引き起こしている。
F. その障害は，物質（例：乱用薬物，医薬品）または他の医学的疾患（例：甲状腺機能亢進症）の生理学的作用によるものではなく，その障害は気分障害，精神病性障害，広汎性発達障害の経過中に限っ

て生じるものではない。

（American Psychiatric Association, 1994）＊3

他の問題（診断）が併存している場合にはどうしたらよいか

　不安や緊張に苦しむ人々が，多少のうつ症状や，演技性・依存性，さらには，統合失調型といったパーソナリティ障害の特徴を共に呈することは稀なことではありません。このMAWプログラムでは，それらを治療の主な対象としてしまわない限り，他の症状や障害が治療の妨げになることはありません。ですので，もし患者さんがGADで，かつ，うつ状態となっている場合，患者さんの生活機能を最も大きく低下させている原因がGADであれば，MAWプログラムを進めるのは適切なことと言えるでしょう。一方で，不安や緊張が存在するという事実以外に，患者さんが大うつ病の症状を呈し，それがより重篤であることが明らかな場合には，はじめにうつ病の治療を行うべきでしょう。

　MAWプログラムは生活上のストレス（例えば夫婦間の問題や経済的な問題に耐えている状況）が問題の中心であったとしても，患者さんが過剰な不安や緊張を感じていなければ適切とは言えません。同様に，MAWプログラムは患者さんがパニック発作を経験していたり，「再びパニック発作が起こるのではないか」「うつになるのではないか」といった特定の不安だけを抱えていたりする場合にも，適切ではありません。パニック発作やパニックと広場恐怖の"発作に対する不安"に苦しむ人々には別のプロトコールが用いられます。これはMastery of Your Anxiety and Panic（MAP）プログラムと呼ばれ，Albany Center for Stress and Anxiety

---

＊3　訳者注：DSM-5では，DSM-Ⅳ-TRと比べて特に項目に大きな変更点はみられません。

Disorders で開発され，ボストン大学（Dr.Barlow 監修）とカリフォルニア大学ロサンゼルス校（Dr.Craske 監修）の我々のセンターで大幅に改訂，更新されたものです。MAP プログラムの情報はこちらから入手することができます。www.oup.com/us/ttw.

　メンタルヘルスの専門家は，不安障害（不安症）のインタビュースケジュール DSM-Ⅳ（Anxiety Disorders Interview Schedule for DSM-Ⅳ：ADIS-Ⅳ）を用いてスクリーニングを行うとよいでしょう。ADIS-Ⅳ は DSM-Ⅳ の気分障害と不安障害（不安症）を診断するもので，精神病症状を呈する疾患や物質乱用についての簡潔なスクリーニングも含まれています。ADIS を用いて広範囲にわたり心理検査を行うことで，気分，不安障害（不安症）(Barlow, 2002; Brown, DiNardo, Lehman, & Campbell, 2001) の診断について ADIS は十分な信頼性を持つことがわかるでしょう。この構造化面接についての情報はこちらで入手することができます。www.oup.com/us/ttw.

薬物療法

　不安や緊張に苦しむ人々の多くは，主にプライマリケアの医師に向精神薬を処方され，薬をすでに内服している状態でメンタルヘルスの専門家に紹介されます[*4]。我々の経験によると，半数以上の方々が選択的セロトニン再取り込み阻害薬（パロキセチン〔商品名 Paxil〕など），あるいは，セロトニン・ノルエピネフリン再取り込み阻害薬（ベンラファキシン〔商品名 Effexor〕など）を内服しており，また他にも，少量のベンゾジアゼピン，その他のマイナー・トランキライザー，または三環系の抗うつ薬といった，様々な薬を内服している方もいます。我々は MAW プログラムの途中で内服薬を減量することはお勧めしません。逆に，患者さんが現在

[*4]　訳者注：米国では家庭医に専門医を紹介してもらうシステムが一般的なため。

内服している，いかなる量の薬も，プログラム終了まで継続することを提案しています。このようにすることで，内服薬の有無や量によるバイアスを取り除いた条件でのプログラムへの取り組みや効果の評価が可能となり，薬の使用を中止したときにも緊張と不安のマネージメントのスキルを持つことが可能となるでしょう。

　我々は患者さんに，特にベンゾジアゼピンに関しては，プログラムの期間中に薬の量を増やすことを積極的にやめていただいています。このポリシーは，不安に対する認知行動療法のプログラムと同時に高用量のベンゾジアゼピンを使用するとプログラムの効果を損なうことを示唆するエビデンスに基づいています（Lavallee, Lamontagne, Pinard, Annable, & Tetrault, 1977）。その上，ある人にとっては，薬の増量がプログラムの効果判定時に混乱を招くこともあります。しかし，すでに高用量のベンゾジアゼピンを内服している患者さんがプログラムを始める場合には，減薬や薬の中止を必ずしも必要とはしません。内服薬のどのような主たる変更についても，処方した医師による注意深い観察が欠かせないことを忘れないでください。

　我々の経験では，MAWプログラムを無事に終えた多くの患者さんが，周囲からの促しではなく，自分自身の意思で内服薬をやめる決断をしています。一般的にはそういった傾向がありますが，減薬し始めることに対し勇気づけが必要な患者さんのために，ワークブックの第11章（本書第14章参照）で薬物の中止について検討します。我々はMAWプログラムが，患者さんの減薬と，医師の薬を継続すべきだという判断のどちらに対しても，大きな助けとなると理解しています。ベンゾジアゼピンを止めることが特に難しく，パニックを伴ってしまうような場合にもMAWプログラムは効果的で，これまでにそのような状況で効果を発揮したことが多々あります。

誰が MAW プログラムを実施するとよいか

　誰が MAW プログラムを実施するとよいかという疑問に対しては，まだ十分な検証が行われたわけではありません。しかし，我々は，どんなメンタルヘルスの専門家でもスーパーバイズが可能であるよう，プログラムの内容を十分詳細に提示しようと努めてきました。主に必要不可欠なのは，不安や心配の本質に精通していることです。このトピックについての基本的な情報は第 2 章に書かれています。また，我々は，治療者が MAW プログラムを行うそれぞれの患者さんのニーズに合わせて様々なセッションを組み合わせられるためには，治療の背景にある基礎的な概念を十分に理解することが重要であると考えています。この治療者用ガイドの目標は，そういったことを理解してもらうことです。このガイドの最後にある引用文献から，これらのトピックについてより詳細かつ深い情報を得ることができます。最後になりますが，我々は治療者が認知行動療法的な介入の基本原則を知ることが有用であると信じています。

グループセッションと個人セッション

　我々のセンターでは，MAW プログラムはグループと個人の両方の形式で提供されています。まだこれらの形式同士の比較は正式に行われてはいないのですが，プログラムはどちらの形式でも同等に効果的であるようです。したがって，プログラムがグループで行われるべきか，個人で行われるべきかの決定は，おそらく現場ごとに，治療者の優先権に基づいてなされるとよいでしょう。ヘルス・メンテナンスの組織では，経済状況を優先するため，このプログラムを 6 ～ 8 名で行う傾向があります。一方で，個人開業の治療者は，人数が集まるまで一人の患者さんを待たせることがないよう，個人ベースでこのプログラムを運営するほうが妥当だと考えるよ

うです。我々は通常，グループで運営をするときには6名以上にならないように患者さんの人数を制限しています。6名より多い人数になると，1回90分のグループセッションで一人あたりに十分な注意を払うことが難しいと考えています。一方で，この治療プログラムにとって最適な患者さんの人数を提示するための正式な研究はまだ行われていません。

セッションの形式

　このプログラムでは，知識を身につけるための大量の情報が患者さんに与えられることになるため，教則的になるのを防ぐことは難しいかもしれません。しかし，治療者は，可能な限りいつでも"ソクラテス式の"質問方法を取り入れることが大切です。この重要性については，認知療法を行う第一線の治療者の間で広くコンセンサスが得られており，この立場を支持する社会心理学の文献によって実験による根拠が示されています。この研究では，人は，手取り足取り与えられるよりも自分で生み出すほうがしっかりと信念を持ち続けることができると示しています。そのため，質問を通じて様々な結論を患者さんから引き出す試みが大切なのです。以下の例で，望ましくない「手取り足取り与える方法」と，より望ましい「ソクラテス式の方法」を解説します。

例1

　不安とは万人に共通のものであり，時に適応的なものでもあります。

▶手取り足取り与える方法

治療者：不安は誰にでもある自然な感情です。実際，それはたぶんすべての感情の中でも最も基本的な，強いて言えばウミウシのようなレベルの生き物まで，すべての動物が体験しているものです。不安は，それ

自体，多くの場合において悪いものではなく，生産的で原動力となるものです。しかし，不安は中等度のものから極度の恐怖やパニックまで，そして頻度についても，時折味わう苦痛から他人から見てもわかる持続的な不安まで，とても様々な性質を呈する可能性を持っています。

▶ソクラテス式の方法

治療者：では，このプログラムにおいてのあなたの目標は何ですか？　もう少し具体的には，もし私たちがあなたを助けることに成功したら，今から半年または1年後にあなたの人生はどのように変わっているでしょうか？

患者さん：私は自分の不安を，困らず，もう少し上手に扱えるようになるとよいと思います。この頃，不安があまりにもひどすぎて，私は時々凍りついたようになり物事を決められないことがあります。今自分の仕事が好きではないということもありますが，怖くて，何か別の仕事をすることや，自分の環境を良くするためにはっきりと意見を言うことを考えることすらできないのです。半年後には，今，仕事で行き詰まっていることで困らなくなりたいものです。

治療者：私はそれらの目標，つまり，不安がとても強くてどうしようもないような状態を減らす，または無くして，目前の仕事への行き詰まりを感じないで済むようにすることは，素晴らしい，とても現実的なものだと思います。あなたがおっしゃったことで私がいちばん良いと思ったのは「どんな小さな不安をもすべて取り除きたい」というふうに目標を設定しなかったところです。患者さんがすべての不安を取り除くのが目標だと言ったとき，私はすべての不安を取り除くことは不可能であることを患者さんにわかってもらわなくてはなりません。もしそれが可能だとしても，本当に不安をすべて取り除いたら私たちはとんでもないことをしてしまうことになります。私がこのようなことを

言う理由が想像できますか？
患者さん：お話についていけているかどうか，わかりません。
治療者：では，違う表現で質問させてください。不安は常に悪いものなのでしょうか？　人生のどこかで，不安が役立ったことがありませんでしたか？
患者さん：先生の言いたいことがわかりました。学生の頃，得意な教科の授業を取っていたとき，試験前に緊張しすぎるというほどではなかったのですが，少し神経質になることがありました。私は，おそらく少し不安だったおかげで多くの時間を勉強に費やすことができました。そうでなければあれほど勉強しなかったでしょう。
治療者：それはまさに良い例ですね。不安の研究をしている治療者と研究者はそれを「闘争か逃走か反応」と関連づけることがしばしばあります。この言葉の意味していることがなんとなくわかりますか？

例2

　過剰な用心深さと安全行動は，「悪い予測が根拠のないものかもしれない」ということを学ぶ機会を妨げてしまいます。

▶手取り足取り与える方法
治療者：認知の面でも行動の面でも言えることですが，回避と安全行動は，あなたの予測している悪い出来事は実際には起こらないかもしれないということを学ぶ機会を妨げてしまうでしょう。

▶ソクラテス式の方法
治療者：あなたは，友人が家に来ることが不安になり始めて家の中を完璧にきれいにした後，何を考えていましたか？　友人があなたを批判しなかったという事実はあなたにどのようなことを考えさせましたか？

友人が批判しなかったのはあなたが掃除をしたからだと思いましたか？　それとも，たとえ家が完璧にきれいになっていなくても友人はあなたを拒絶しないだろうという可能性について考えましたか？

　治療中用いられる，特に重要かつ多くの対象に当てはまる質問には以下のようなものがあります．

- その時，何があなたの頭をよぎりましたか？
- 起こりうる最悪の事態とはどのようなものですか？
- あなたが想像していることは起こりえたのですか？
- もし○○をしなかったら，あなたが想像していることは起こったかもしれなかったのですか？
- そのような状況であなたがいつもしている用心深さを手放してしまったら，あなたが想像していることが起こったのかもしれないのですか？　そのことをどう思いますか？

　治療者は絶えず患者さんから異論を引き出すよう試みるとよいでしょう．患者さんには常に，彼らのネガティブな信念が根拠のあるものだと考えてしまう"何か"があります．したがって「私は他のみんなとは違う」「私はいつも準備して待ち構えていたからこそ，これまでどうにか生き延びてくることができたのだ」といった，背景にある論理や仮説を同定することは極めて重要です．患者さんの異論やネガティブな信念を支持する根拠を引き出さなければ，これらの信念は問題として扱われず持続し，それにより治療の効果が損なわれてしまうかもしれません．異論を引き出した後は，それらに対し，認知の再構成のテクニックを応用することができるでしょう．以下は異論を引き出すときに役立つ質問項目です．

●なぜこれが自分に当てはまらないと思うのか，何か理由を思いつきます

か？　それはあなたの経験したことと一致しますか？

　患者さんに，認知療法はポジティブ思考の力によるものではなく，むしろ現実的なものの考え方，または"真実を見出すこと"であるとしっかり伝えるとよいでしょう。経験豊富な認知療法の治療者は「認知療法において治療者は決して負けることがない」と語るのが好きです。これは，患者さんの持ついかなる経験も，認知のモデルにしっくり合わせることが可能だという意味です。したがって，もし治療中に不安が高まるような非常に強烈な出来事があったとしても，その体験をうまく利用して，あなたはモデルにある要素のうちのどれかの要素（例：脅威をもたらす解釈，不安を維持させる上での認知的な回避や過剰な注意深さの役割，過覚醒）の重要性を示すことができるはずです。

　治療が進むにつれて，コーピングスキルの習得を促すため，治療者は指示を減らしていくとよいでしょう。例えば，認知の再構成法を導入した後の最初の2，3回のセッションでは，治療者は以下のような質問をすることで，患者さんの認知に向き合うための積極的な役割を担わなくてはなりません。

● それにはどんな根拠があるのですか？

　最初の2，3回のセッションで認知の再構成を行った後，治療者は患者さんにこのようなことを自問してもらい，自らの思考を疑問視する手助けをするとよいでしょう。

● 次にそれが思い浮かんだとき，あなたはどんな質問を自問してその自動思考に立ち向かおうと思いますか？

　もし，プログラムがグループ形式で行われている場合には，セッションの後半で治療者は以下のような質問を通じて，他のグループメンバーに認知の再構成の指導者となってもらい，不安に対峙させてみてはいかがでしょうか。

●○○さんが自動思考に立ち向かうために役立つような質問を，誰か思いつきませんか？

　我々の経験によると，自分の自動思考に立ち向かおうとしているときよりも，誰か別の人の心配事について検討しているときのように患者さんが心配事からより感情的に距離を取れているときのほうが，認知の再構成のステップにより簡単に取り組むことができます。さらに，このようにグループの仲間を助けることは，指導する役割になった人がスキルを自分のものにし，より深く習得するのにも役立ち，それによって，将来，自分自身の不安に対してスキルをうまく応用することができるようになる可能性が高まります。同様に，個人のセラピーでは，もし患者さんが自分自身の不安を立て直そうとして行き詰まってしまったら，治療者が視点を変えるようなテクニックを用いると有効なことがままあります。つまり，治療者は患者さんに「仲の良い友人や親類，はたまた治療者がこの話し合いの中で困っているとしたら，あなたは何と言いますか」と言ったりすることで，相手に考えてもらうこともできるのです。

葛藤や抵抗とともに取り組むこと

　我々は，不安の強い患者さんに取り組んでいるときに最も多く生じる問題はセルフ・ヘルプの宿題をやり遂げることに対する葛藤または抵抗であると気づきました。認知の再構成や曝露療法を行うときには，治療者は患者さんに対して，患者さんがまさに不安に思って避けてきたことをある程度まで行わせようとしているのだということを念頭に置いておかなくてはなりません。患者さんがそういった介入に応じる準備ができていないときも「患者さんは変化することに対して意欲を持っている，そうでなければここに通い続けないだろう」と考えることが，助けになります。そのようにして，私たちの任務は，患者さんの変化に対する動機を明確にし，おそ

らく，さらに強化する手助けをすることとも言えるでしょう。そのための方法のひとつに，William R. Miller 氏とその同僚らによって開発された『Motivational Ineterviewing』(『動機づけ面接法』)(Miller & Rollnick, 2002)[*5]の中で "Siding with the resistance（抵抗と共に歩む）" として提唱されているアプローチを借用することが挙げられます（Newman, 1999 も参照）。"Siding with the resistance（抵抗と共に歩む）" は，患者さんが現状維持しようとしたり変化に抵抗したりする理由を治療者はどのように理解しているか，また，それらの理由は妥当で，理解可能なものだということをシンプルに振り返ることについて述べています（例：「あなたは，不安の一因となっている自動思考への気づきを高めたくはないように見えますが，その理由は，それをすると今よりももっと不安になると信じているからでしょう。その信念について考えると，あなたが自動思考に意識を集中させたくない気持ちになるのはよくわかります」）。人は皆，アンビバレンス（相反する感情）を持っていると仮定すると（言い換えれば，回避する動機に加えて，変化することへの動機も多少持っているということ），抵抗と共に歩むことは，患者さんが変化や成長に対し，動機を持って歩むよう勇気づけることと言えます。もし我々のアンビバレンスについての仮定が間違っているとしたら，そして患者さんが変化への内的な動機を持っていないとしたらどうでしょう？　抵抗と共に歩むことが裏目に出て早すぎる治療終了に至ってしまったらどうでしょう？　我々の見解では，変化に対し内的な動機がない場合に抵抗と共に歩んでしまうと，患者さんがその時点で「この治療は自分に合わない」と考え，治療を中断する可能性が十分にあるのは事実です。しかし，我々は古めかしいジョークの中にも多くの賢い教えがあると考えています。すなわち，「電球をたった1つ交換するのにどれだけ多くの治療者が必要なのでしょうか？」「答えは，1人です。

[*5] 訳者注：邦訳書（二分冊）『動機づけ面接法　基礎・実践編』『動機づけ面接法　応用編』ウイリアム・R・ミラー，ステファン・ロルニック著，松島義博ほか訳，星和書店，2007/2012.

しかし，その電球が変わりたいと思っている必要があるのです*6」。つまり，もし患者さんが内的な動機を持っていない場合でも，我々はそれが原因で治療の進み具合が非常に遅くなるとは考えませんし，抵抗と共に歩むことにした場合でも，「内的な動機が育っていけば，少なくとも患者さんは自分のことを理解してもらえたと感じるようになり，ひょっとしたら将来もっと積極的な姿勢で治療に戻りたいと思うかもしれない」と考えるのです。

治療関係における悩み

　Castonguayとその同僚ら（Castonguay, Gold-fried, Wiser, Raue, & Hayes, 1996; Castonguay, Schut, Aikins, & Constantino, 2004）による重要な研究は，認知行動療法を進めるときにも治療関係が重要であることを示唆しています。より明確に述べると，Castonguayの研究は，治療者が，問題に対して標準的な認知行動療法のテクニックを厳密に応用すると，治療結果が悪くなるということを示していたのです。患者さんが治療者に対して反抗心を見せているときや，その他，治療者の振る舞いについて否定的な意見を示しているときに，治療関係の修復だけを試みようとしたり，特に初期の頃はそういった反応を「患者さんが対峙すべきネガティブ思考の根拠である」としたりすることはお勧めできません。むしろCastonguayとその同僚らによる重要な研究は，緊張する原因や，探ったほうがよい否定的な思考や解釈を患者さんが有していたら，治療者はその感情的な反応に共感を示し，少なくともその問題に多少責任を負うことによって治療関係が修復された後

---

*6　訳者注：Question: How many therapists does it take to change a light bulb?　Answer: Just one - but the light bulb has to really want to change.「電球を1つ変えるのに何人のセラピストが必要ですか？　1人です。但し"その電球"が"本気で心から"変わりたいと思っていることが大事です」という米国の古典的なジョークを引用しています。

にのみ，話を深めるのが最も効果的であることを示しています。我々の経験では，セッションを終えるときに毎回，患者さんに重要なポイントを確認するだけでなく，セッションに対するネガティブな心の反応があったかどうかを聞くことも有用です（例：何かうまくいっていない部分がありましたか？）。そのようにすることはセッションの経過中に治療者が気づけなかった悩みを把握する助けとなるだけでなく，さらに重要なことに，否定的な反応も聞くという姿勢を示すのにも役立ちます。このような姿勢を示すことによって，より容易にそのような緊張に耐えることができ，そしてちょっとしたわだかまりをも生じさせないという，良い治療関係を作りあげることに成功するのです。

患者さんと会う頻度

　ワークブックは12の章に分かれています。第1〜8章，第10章，第12章はすべての患者さんが実施，終了するとよいでしょう。第9章（安全行動と先延ばし，その他の目立たないパターンの回避を含む，過度に用心深い行動）と，第11章（薬物療法をやめること）は治療者の裁量で取り組むか否かを決めてよいでしょう。もしも安全行動や過剰な用心深さの影響が大きい場合には，第9章を終えるのに数回のセッションを要するかもしれません。

　たいてい，治療者は患者さんまたは治療グループに1週間に1回会い，次週までに練習しておくとよい様々なエクササイズや，ワークブックを読むといったホームワークを割り当てます。セッションは，患者さんの自立を促し，スキルを自分で練習してもらうため，いずれは隔週になります。しかし治療者の中には，週2回のセッションで治療を急ごうと考えたり，代わりに1回90〜120分のセッションで2回分を扱う人がいるかもしれません。どちらの方法にしても，治療プログラムにかかる時間は約半分に短縮できます。このプログラムは，最初の8週間は週1回のセッション，

最後の4回のセッションは隔週施行，といったパターンで，良い成果をもたらすという評価を得ています。ですが，課題を行うために必要な時間を捻出する心づもりがあれば，短期間でプログラムを行った患者さんも同等の効果を得られるでしょう。

それぞれの患者さんにすべてのプログラムが必要か

たとえ数回のセッションだけで「とても具合が良くなった」と感じている患者さんがいたとしても，我々はすべての方に第1～8章と第12章をやり終えてもらうことを強くお勧めします。もし回避行動や安全行動が問題であるとしたら，その方には第9章もやり遂げていただくことをお勧めします。同様に，もし自己主張の仕方や時間管理に問題があれば，第10章に取り組むことをお勧めします。「具合が良くなった」と感じて早めに治療を終了してしまった人のほうが，すべてのプログラムをやり遂げた人に比べて高率に再発する傾向があることがわかっています。プログラムには発展性があり，それぞれの章の最後には新しい情報や介入，エクササイズが増えていきます。ある部分が不必要であるという確信を持てるまでは，我々は各患者さんがすべての内容を終えるようアドバイスをします。

ワークブックを使うことの利点

過去数十年間の心理社会的な治療の発展に大きな影響をもたらした最初の"変革"は，これらの治療の"マニュアル化"でした。これらは特定の障害に合わせて構築されたプログラムであるため，トレーニングを積んだ治療者たちが，効果が証明されたのとほぼ同じ方法で施行できるよう，十分に詳細に書き表すことが可能だったのです。これは，セラピーのスキルは不必要だということを示唆しているのではありません。実際，精神療法のスキルはプログラムを進めるにあたりとても役に立つものです。

この"変革"の次のステージは，スーパーバイズを受けながら治療に取り組む患者さんのために，直接配付するのにふさわしい，構造化された説明書を作ることでした。MAWプログラムは，患者さんの視点で書かれており，多くの訓練を受けた専門家の治療の助けとなる，科学的な裏づけのある数少ないプログラムのひとつです。このプログラムを行うことには，以下のような多くの利点があります。

- プログラムは自分のペースで行えるため，患者さんは自分の好きな速さで進めることができます。治療者または患者さんの中にはプログラムを週2回のセッションにしたり，毎週1回のセッションで2つの章を扱うなどして半分の期間で終わらせたいと希望する人がいると，先ほど説明をしました。様々な理由で，なかにはもっとゆっくりプログラムを進めることを選択する患者さんもいます。セッションが不定期の場合には，ワークブックを入手してもらい，セッションとセッションの間に再評価や勉強をしてもらうと，大きな効果を得られるでしょう。

- 患者さんは，混乱したときや困ってしまったときにワークブックを参照するとよいでしょう。訓練された治療者は多くの概念をすぐに理解できる一方で，患者さんがセッション中には概念を理解していたのにもかかわらず，セッション後に混乱することがよくあるという事実を見落としがちです。ワークブックを使う最も大きな利点は，患者さんがしっかりとその概念を理解できたかどうかを再評価できることです。多くの患者さんが「新しく習ったコーピングスキルを思い出すのがとても難しかった」と話すのも無理がないような，特別強い不安を感じる出来事の最中に自分でワークブックを確認すると，非常に役立ちます。ワークブックは，治療中，しばしば患者さんにとって必読の書となります。患者さんの中には，すぐにワークブックをどこへ行くときも手放さないようになり，便利なガイドブックとして常備する方

もいます。このような患者さんの多くにとって，その方法はとても効果的であることが証明されています。
- 家族や身近な友人にもワークブックを読んでもらうとよいでしょう。我々のセンターの研究によると (Barlow, O'Brien & Last, 1984; Cerny, Barlow, Craske, & Himadi, 1987)，少なくともあるタイプの不安の問題，パニック障害と広場恐怖の治療については，家族のメンバー，特に配偶者に病気のことを知らせ，治療に関わってもらうことが大きな効果をもたらすと示されています。例えば，妻が治療に関わった患者さんはそうでない方と比べて2年後のフォローアップ時にはるかに良い状態であることが確認されました。ChamblessとSteketeeら (1999) による最近の研究では，治療開始以前に身内から (73%は配偶者) 患者さんに向けられた敵意の大きさは，広場恐怖を伴うパニック障害と強迫性障害の認知行動療法による治療への乏しい反応の予測因子となることが示されました。反対に，敵意のない批判，つまり患者さん自身を低く評価するのではなく特定の行動のみを批評することは，治療へのより良い反応を予測すると言われています (Chambless & Steketee, 1999)。我々は最近，パートナーと良い信頼関係にあるGADの患者さんにおいて，MAWプログラムの主要素の効果研究を行い，全く同じ結果を得ました (Zinbarg, Lee & Yoon, 2005)。

　患者さんにとって家族の協力が利益をもたらす条件がいくつか考えられます。まず，意図的であるかどうかにかかわらず，家族がその苦難の性質や患者さんが取り組んでいる各エクササイズの根本原理をよく理解していれば，プログラムを邪魔するようないかなる誘惑も防ぐことができます。同様に，パートナーや家族のメンバーが患者さんに冷たい態度であるとプログラムの効果が減弱する可能性があり「彼らのパートナー・家族が不安を維持してしまうプロセスについてもっと深く理解してくれていればよかったのに」といった状況に陥ります。次に，家族の存在は，不安の問題に伴うことの多い過剰な注意深さに

基づいた行動をコントロールするのに非常に効果的な可能性があります。もちろん，なかには配偶者や家族に，抱えている問題や治療プログラムについて全く知られたくないという方もいます。そういった場合には，我々は患者さんに自身の問題を配偶者と分かち合うことで見込める利益について検討するように勧め，彼らが抱くであろう，すべての過剰な，または非現実的な不安についても，再構築を試みます。典型的には，これらの不安は「家族が自分のことをおかしいと思うだろう」「自分の努力に対して，あからさまに反対するだろう」といった考えに集中させます。我々の経験上，そのようなことは滅多には起こりません。もしその不安が特別強い場合には，最初の頃のみ，場合によっては最後まで，セッション中に配偶者を招き入れます。我々の治療プログラムのいくつかのグループでは，たいてい4～6名の患者さんとその配偶者でグループが構成され，計8～12名で行われています。

- 患者さんにはプログラムの最後にワークブックを参照してもらいましょう。MAWプログラムでは，患者さんに対し，特にストレスフルな状況で強い不安が再び生じたときのための準備をしておくことを強く勧めています。ワークブックはそのようなときのための"安心感の溜め池"にもなりうるものであり，不安の本格的な再燃が進むのを防いでくれることさえあります。実際，患者さんの中にはそういった時期に，「ただワークブックを身近に持っているだけで不安が軽くなる作用があった」と話す方もいるようです。

- 患者さんが治療のセッション中に内容を網羅できるよう，該当する資料をあらかじめ読んでもらいましょう。私たちができる限り力を注いだとしても，ワークブックの中の概念についての資料はすべての患者さんが一度に理解できるものではありません。患者さんにあらかじめいくつかの章を読んできてもらうことは，不安の性質やエクササイズを行う指針についての完全な理解を促すために役立つでしょう。

標準化アセスメントのもたらすメリット

　セラピーを始める前に ADIS-Ⅳを行うと MAW プログラムが目の前の患者さんにとって最も適切な最初のプログラムであるかどうかを見極めることが可能になることに加え，繰り返し標準化された質問紙を用いて評価することも彼らがどの程度セラピーの効果を得られているのかを分析するのに役立つことがわかっています。GAD の症状の重篤さを分析するためには，2つの標準化された質問紙が有用です。1つ目は Borkovec らによって開発された Penn State Worry Questionnaire（PSWQ）(Meyer, Miller, Metzger, & Borkovec, 1990) で，2つ目はストレスの評価尺度である Depression-Anxiety-Stress Scales（DASS）(Lovibond & Lovibond, 1995) です。DASS というストレス評価尺度は GAD による緊張の性質を把握するのに適しており，他の不安障害（不安症）と GAD の患者を効果的に区別することが可能なことが我々のセンターの研究で示されています (Brown, Chorpita, Korotitsch, & Barlow, 1997)。それぞれの質問紙の内容は GAD の診断において中心的となる特徴から成り立っており，各々について基準値があるため，これら2つの質問紙は MAW プログラムのもたらす変化を分析するのに特に有用です (例，Crawford & Henry, 2003; Gills, Haaga, & Ford, 1995)。我々の経験では，これらの質問紙やその他の関連のある評価尺度について，ほとんどの患者さんは少なくとも +2SD（非臨床群の平均値より高いスコア）から治療を開始しますが，MAW プログラムを用いた12回の治療セッション後には，ほとんどの評価尺度において非臨床群の平均値より +1SD のスコアを下回るようになります（すなわち，PSWQ が52以下，または DASS ストレススコアが12以下）。

ワークブックを分けて渡すことと，一冊すべてを渡すこと

　MAWプログラムを初期の段階から行っている熟練した治療者の中には，ワークブックをいくつかの章ごとに分けて手渡すことを好む人もいます。このようにすることで，患者さんが内容を飛ばし読みしすぎず，手元にある資料により確実に集中させることが可能だと言うのです。これらの治療者たちはルーズリーフのバインダーや類似のものを用いて，ワークブックの中の様々な部分をまとめて保管しています。

　この意見を基に，我々はMAWプログラムを分割した形式で供給することを注意深く検討しましたが，現時点ではそのやり方を採用しないことに決定しました。この方法の欠点は，ワークブックがバラバラになることで一部を紛失してしまい，プログラムが終了しても患者さんがワークブックをやり遂げていなかったりすることです。言うまでもなく，バラバラになったワークブックでは，本のように，数カ月，数年先の将来にわたり参照することが難しくなってしまいます。加えて（一冊にまとめられた形で使用していて）患者さんが多少内容を飛ばしたりあちこちに行ってしまうことがあったとしても，それが特に問題になることはありません。概して，患者さんがMAWプログラムの復習に時間を費やせば費やすほど，彼らの知識は深まり，状態も改善します。もし患者さんが何かを議論したい，将来のセッションの内容を知りたい，という場合には，シンプルに今取り組んでいる内容に集中し続けるよう，彼らの注意を向け直します。

　我々が知る限り，最終的な分析において，この問題についての体験的なエビデンスは認められませんでした。このため，これは我々の嗜好による提案であり，もしも治療者たちがワークブックをバラバラにして使うことを好んだとしても，分けて使わないように説得することはありません。

MAW プログラムにかかる費用

　典型的には，MAW プログラムに必要な資料は，プログラムまたは治療者の料金体系に以下の2つのどちらかの形で組み込まれています。1つ目は，ワークブックがプログラムまたは治療者によって大量購入で用意されており，セラピーやプログラムの料金に教材費が含まれている場合です。2つ目は，治療者やプログラムで（特に固定料金のプログラム），患者さんが自分用のワークブックを自分で注文し費用を負担することが前提となっている場合です。このように，患者さん用のワークブック，モニタリング用フォーム，不安の記録用紙からなる治療パッケージを大量に購入しておいて患者さんたちがプログラムを始めるときにそれぞれの患者さんに転売する，あるいは，患者さんがセッションを始める前に購入してもらえるように発注情報を患者さんに与えるという方法を取ってもよいでしょう[*7]。

MAW プログラムの効果

　最近，我々は18歳から65歳までの成人に対し，MAW プログラムの主な構成要素である認知の再構成，リラクゼーションのトレーニング，不安に対する想像（イメージ）曝露などの効果を検証する，キャンセル待ちの群との比較を行うコントロールド・スタディを終えました（Zinbarg, Lee, & Yoon, 2005）。治療を終了した人の50％が，5つのうち4つの質問紙の結果は非臨床群の平均値より1SD高いスコアまで数値が下がり，機能的に良い状態に戻すことができていました。その他12.5％の人が明らかな改善を

[*7] 訳者注：日本では治療者が購入方法をお伝えし，患者さんがご自分で入手して持ってくることがほとんどです。

得ました（5つのうち3つの質問紙の結果は非臨床群の平均値より1SD高いスコアまで数値が下がっていました）。そして，その他25%の人がなんらかの改善を得ました（5つのうち2つの質問紙の結果は非臨床群の平均値より1SD高いスコアまで数値が下がっていました）。つまり，計87.5%の人が少なくともなんらかの改善をみたと言えます。

　Wetherell, Gatz, Craske（2003）はMAWプログラムを高齢者（平均年齢67歳）に使用しました。そして，不安を誘発するトピックについて議論する群と，キャンセル待ちのコントロール群と，それぞれ比較しました。MAWプログラムは，キャンセル待ちのコントロール群と比較して明らかに効果があり，また議論する群と比較してわずかに高い効果がありました。Stanley, Beck, Novy, Averill, Swann, Diefenbach, Hopko（2003）も，高齢者（平均寿命66.2歳）において臨床研究を行い，MAWプログラムの内容を多く含む認知行動療法の治療群と，週1回の電話による症状評価と最小限のサポートのみというごくわずかな接触を行った群とを比較しました。認知行動療法は最小限の接触を行った群と比較して明らかに優れた結果となりました。しかし，高齢者のグループの乏しい治療効果を示す他のエビデンスと同様に，Wetherellら（2003）による研究と，Stanleyら（2003）による研究，この2つの研究の両方においても，高機能の状態への改善を達成した割合はかなり低いものでした。

第2章 不安と全般性不安障害 (全般不安症：GAD) の本質

　ここで扱う理論的なモデルの詳細をすべて説明している資料が必要であれば，Barlow（2002）と Zinbarg（1998）の論文を参照してください。簡潔に述べると，以下の要素の相互作用が GAD の原因であると認識されています。すなわち，ネガティブな感情または神経質さ，注意深く警戒することや潜在的な脅威のシグナルへの視野狭窄，不確かな状況を脅威であると捉える傾向，受動的な回避・用心深さ・または先延ばし，制御できないことや予測できないことへの知覚，そして認知的な回避・気逸らし，または不安への抵抗や不安を和らげようとして積極的に努力すること，がその要素として挙げられます。

過剰な心配と不安の成り立ちについての概念

　ストレス素因モデルは過剰な心配や不安が発展する初期段階について説明しています（図 2.1）。まず，不安は一般的なものであり，適応的な機能を持つことを認識することが重要です。不安は危険のシグナルを同定し，脅威をうまく切り抜けるために準備する機能を持つ，神経心理的なシステムの活発な動きによるものです。パニックまたは恐怖と密接に関わる感情は，脅威が今にも起こりそうな場合に，必ず"闘争か逃走か反応"のメカニズムの発動が伴います。パニック発作の生理学的な症状の多くは，戦うか逃げるかという状況での急を要する必死な行動に伴うもので，基本的な生理機能が活性化したことで生じると考えられます。一方で不安は，

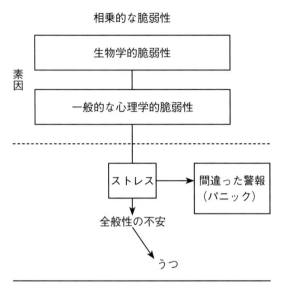

図 2.1 GAD とうつの成り立ちにおけるストレス素因モデル。Barlow（2002）より許可を得て引用。

未だ差し迫ってはいないものの，起こりうるまたは近づきつつある脅威の兆候に反応して同時に生じる，闘争か逃走か反応のメカニズムの興奮と抑制に関係しています。不安は，ペンキ塗りに例えると，闘争か逃走かのメカニズムの"下地ごしらえ"または"下塗り"であり，このメカニズムを活性化しやすくするものなのです（**図 2.2**）。この下塗りが，不安と関係することの多い緊張にあたります。危険が迫っていることが事実である場合，不安は私たちが生き延びるためには極めて重要です。こうしてみると，もし不安を体験する能力を持たずに生まれた人がいたとしたら，それはとても驚くべきことです。

　不安のシステムにおける反応性，または感受性が遺伝的な要素を持つという，注目に値する証拠があります（生物学的脆弱性）。これは消極的な情動性，神経質さ，情緒性，または行動抑制といった言葉で呼ばれ，生理学的な感受性や覚醒しやすさに対応していると考えられており，すべてで

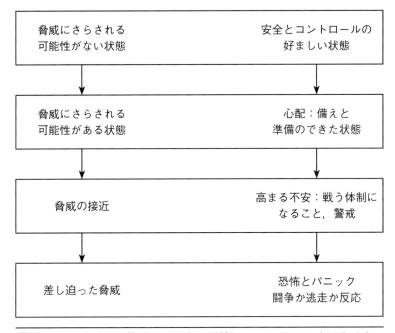

図 2.2 心配,不安,恐怖（パニック）の関係について。Craske（1999）より,許可を得て引用。

はないにせよ多くの不安障害（不安症）とうつ病の背景にある遺伝的な要素のようです。これは GAD が親から遺伝したものであるという意味ではありません。むしろ,この生理学的な"覚醒しやすさ"の素因の多様性がストレスフルなライフイベントと互いに影響しあって,極度の不安を生み出すと考えられています。つまり,不安の経験しやすさは家系的にみられますが,原因は不明で,ストレスに対して過剰な不安や緊張として反応する人もいれば,パニック発作や高血圧,頭痛などを経験する人もいるということです。

　生理学的な"覚醒しやすさ"が遺伝的に強いことと,「嫌悪感を生じる出来事は予測できず制御不能なものだ」という認識を強化する学習履歴とが結びついたとき,慢性的で激しい不安が特に生じやすいものです（生理

学的脆弱性)。そのような人が，脅威はつきまとうもの，または，すべての場所に待ち伏せているものと考えること，そして常に防御にあたり，危険に対処するために備えているべきだと考える傾向を持つのは，理解可能なことです。うつ病が慢性的な不安から生じる，あるいは慢性的な不安に併存して生じる人もいるというエビデンスもあります（図 2.1 ではこのことが全般性の不安からうつへの矢印で表されています）。

　リュウイチさんのケースはこれらの概念を上手に示している例です。リュウイチさんは 2 年前にマンションの駐車場で強盗に襲われました。その事件は夜中の 2 時に起こりました。車を降りたときに 2 人の男に襲撃され，財布と書類かばんを盗まれたのです。事件の前まで，リュウイチさんは比較的シャイではありましたが，自分自身のことを長期にわたって心配しているとか，常に不安を抱えているとは思っていませんでした。事件後からリュウイチさんはリラックスすることが難しくなり，いつも神経が高ぶっていて，身の回りに絶えず危険が存在すると感じるようになりました。これはひどく驚いたときの反応に伴うものです。リュウイチさんは「備えがなかったから強盗に遭ったのだ」と考え，警戒しておく必要があると感じました。言い換えると，彼は「あのとき危険に備えていれば車から降りなかっただろう」，または「強盗に襲われないように何かできたのではないか」と思っているのです。そのため，予測できない将来の危険に備えて，常に警戒し，用意しておくことが彼にとって必要不可欠なものとなってしまいました。安全だと思っていた世界がこの予期せぬ出来事によってめちゃくちゃになり，今，彼のすべての安全や危険に対する感覚は変わってしまったのです。臨床的には，リラクゼーションのエクササイズをするよう伝えたとき，彼が警戒している様子はすぐにわかりました。彼は，リラックスしようとするたびに，より不安になると話しました。リラックスすることを良しとしたら，徐々に，さらに悪いことが起こりやすくなると感じていたのです。

GADにおける心配の概念化

　私たちは皆，特にストレス状況下で，心配や不安を時々経験することがあります。その上，GADであるかどうかを問わず，ほとんどの人が同じようなテーマについて心配する傾向があるのです。こういった不安は，生じる頻度が少なく制御可能な場合には，現実的なものであり正常だと考えられます。我々のセンターやその他の研究によって，現象学的に，GADに関連する不安の重要な病的な面は"不安を止められないこと"であると示唆されています（Borkovec, Shadick, & Hopkins, 1991; Craske, Rapee, Jackel & Barlow, 1989）。

　強い不安を維持させてしまうプロセスは，過覚醒と脅威の処理過程の初期段階での認知の偏り（例：深く注意を向ける前のチェックと，あいまいな刺激に対しそれが脅威であるかのように偏った解釈をしてしまうこと），回避行動（これは不安を生じさせるきっかけの特性とはっきりした回避を可能にする程度によってより顕著になり，目につくようになる），そして処理の後半の段階での認知的な回避（気を逸らすこと，脅威のイメージ〔心象〕の処理から離れて言語的な処理にシフトさせること。後者は心配のプロセスの特徴である）から成っています（Borkovec, Shadick, & Hopkins, 1991）（**図 2.3**）。深く注意を向ける前のチェックをして不確かな出来事を脅威として解釈してしまう偏りのある人は，軽度の恐怖刺激を見つけ出し，不確かな刺激を脅威であるとコード付けしてしまう傾向があります。結果として，そのような人は他者が危険だと思わないようなことを脅威のシグナルだと認識し，それに反応して不安を感じます。加えて，深く注意を向ける前に脅威をチェックすることは情報処理の比較的早い段階で"自動的に"意識せず行われていることがわかってきました。したがって，その人は自分の不安のきっかけにすぐに気づくことができないだけでなく，自分自身が何を心配しているのかわからないまま漠然とした恐れや懸念と

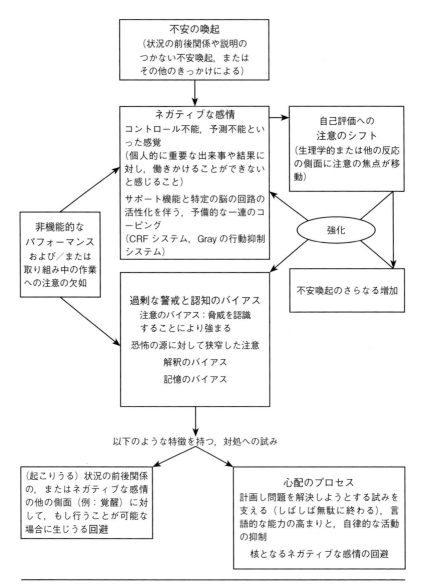

図 2.3　不安を理解するプロセス。Barlow（2002）より許可を得て引用。

いった不安を感じることになってしまうのです。いかなる出来事においても，この深く注意を向ける前に生じるバイアスは自動的なものなので，恐らく心配や不安を侵入的なものとして体験させてしまうのです。

　回避行動は他の不安障害（不安症）でみられるほどGADの患者さんでは顕著ではないものですが，それでもやはりGADの患者さんは確認行為や悪い出来事を予防するための行動や先延ばし，心配を制御しようとする試み，認知的回避，気逸らしなど特定のパターンの回避行動をとっています（例：Brown, Moras, Zinbarg, & Barlow, 1993; Craske, Rapee, Jackel, & Barlow, 1989; Hoyer, Becker, & Roth, 2001; Schut, Castonguray, & Borkovec, 2001; Tails & de Silva, 1992）。行動面での注意深さ（言い換えると，悪い出来事を予防するための行動，先延ばし，特定の回避）と，情報処理の後半の段階で認知的回避へ向かう傾向があると，不安のきっかけとなる刺激を詳細に述べることや正確に評価することをしなくなります。例えば，不安のプロセスはしばしば脅威を防ぐ方法を計画するための大切な要素と関連があります。そういった計画には多くの労力が必要となるため，現実的な起こりやすさと影響への評価がおざなりになり，極端な問題になる可能性があります。このように，不安と気逸らしは，不必要もしくは不相応な不安のきっかけとなる"キュー（刺激）"を持続させる確率を上げてしまいます。そのような認知的回避は，瞬時に安堵感をもたらすのは明らかなので，その回避は強化されてしまいます。ただし，気逸らしを継続させることの難しさを述べたエビデンスがあることからも，この安堵感は長持ちしないようです（Wegner, Schineider, Carter, & White, 1987; Wegner & Erber, 1992; Wenzlaff, Wegner, & Roper, 1988）。「ある思考を抑制しようとすることは，自動的に不要な考えを引き起こす」と述べている研究があります（Wegner & Erber, 1992）。したがって，思考を抑制しようとすることは逆に不必要な思考を増やし，心配な出来事の最初の引き金となった脅威の"キュー"によって，その人が処理しないといけないことが自動的に"甦ってくる"ようになるのです。不安の始まりが侵入的な性質であるということとともに，この不安の発作を止め

られないことや瞬時の安堵感以上のものが得られないということが，正常の不安とGADの不安を区別する"心配をコントロールできない感覚"を引き起こしています。

　前述のように，Borkovecと彼の同僚ら（Borkovec, Shadick, & Hopkins, 1991）は，心配することの過程そのものが，イメージの産出（特に遠心性の命令を自律神経系に伝えるようなイメージ）を減らすことを示しています[*1]。さらに彼らはこの傾向はGADをもつ人々において最も強くみられると述べています（Freeston, Dugas, & Ladouceur, 1996も参照）。ごく最近の研究で，同じ脅威に対し，イメージに基づく処理よりも言語的な処理のほうがネガティブな心理的影響が弱くなることが発見されました（Holms & Mathews, in press）[*2]。それよりも過去の研究では，心配の過程はネガティブな感情の生理学的な要素を抑制することも発見されています（Borkovec & Hu, 1990; Vrana, Cuthbert, & Lang, 1986）。不安の喚起を抑制しようとすることは，逆に心配を維持させてしまいます（Butler, Wells, & Dewick, 1992）[*3]。また，不安の過程は，不安を減らすために必須であると仮定されている，刺激，意味，遠心性の命令，といった不安を維持するすべての記憶の仕組みが活性化するのを防ぎます（Foa & Kozak, 1986; Lang, 1985）[*4]。

---

*1　訳者注：心配することによって，ネガティブなイメージを思い浮かべることが減り，自律神経系への影響が減ることを意味します。心配することで，身体の症状が一時的に楽に感じられるため，不安な人は困り事に対して「心配する」という対処をしてしまいがちになります。
*2　訳者注：漠然とイメージしている状態よりも，言語化するほうがネガティブな心理的影響が少なくなるため，このプログラムのようなセルフモニタリングの手法を用いた治療法は効果的であることを意味します。
*3　訳者注：不安にならないように，と考えれば考えるほど，心配は持続するということを意味します。
*4　訳者注：このため，想像曝露には生理学的な反応の要素を伴うことが重要です。これについては第3章で詳しく説明します。

GADの概念化

　不確かな刺激を脅威であると解釈する傾向があり，不安の発作をうまく終わらせられなくなると，注意深く脅威を見る前にざっと調べることが増え，GADに発展します。基本的には"非臨床的な"心配性の人と診断基準を満たす人を区別するのは恐怖の情報処理の後半部分と思われます（MacLeod & Hagan, 1992; Rutherford & MacLeod, 1990）。治療を要しない"非臨床的な"心配性の人たちは，非現実的な危険を比較的正確に評価することによって（おそらく，最初の脅威をもたらすイメージが長く留まっていて自然と慣れてしまい，処理するプロセスが破局化しないためと考えられます），あるいは，現実的な危険への対処に多少とも効果的な計画を立てることによって，心配の初期に反応できる人たちと思われます。いずれの方法にせよ，"非臨床的な"心配性の人たちは不安の発作を効果的に止めることができます。

　対照的に，GADの患者さんに特徴的なイメージによる処理から離れて言語的な処理にシフトする傾向が強まると，このシフトは覚醒とネガティブな感情を即座に鎮める効果があるため，さらにこの傾向は強化されてしまうのかもしれませんが，長期的には慣れることには失敗してしまいます。このようにイメージによる処理からの言語的な処理へのシフトはGADの症状を維持させている3つの悪循環のうちの1つに寄与しています。図2.4のモデルではこの部分は，心配を「自動的に生じる脅威のイメージ」に結びつけてしまう「言語的な処理（イメージを抑制）」と表されています。

　言語による処理はネガティブな感情を弱めますがすべてを消し去るわけではないので，GADをもつ人は脅威についての精緻な処理を意図的に回避してしまう傾向もあります。次に，注意を逸らそうという努力は逆に脅威をもたらすイメージと思考にアクセスしやすくなる方向に働き，その結

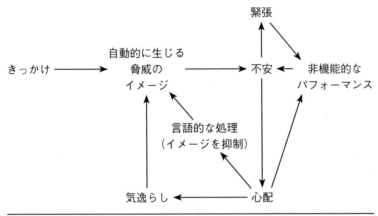

図 2.4 GAD を維持するモデル。Barlow（2002）より許可を得て引用。

果心配することをやめるのが難しくなってしまいます。図 2.4 のモデルではこの部分は「気逸らし」と表され，心配を「自動的に生じる脅威のイメージ」へと結びつける 2 つ目の悪循環を成しています。

　心配をやめることができないこと，または自分自身への注意を高めて緊張してしまう性向は，その人の他の作業への集中力を妨げ，その結果，パフォーマンスに支障をきたし，さらなる不安の原因を作ってしまいます。心配のきっかけが現実的な危険であっても，GAD をもつ人は，心配するという行動をなかなかやめることができず，効果的な問題解決に至ることができないのかもしれません。このようにして 3 つ目の悪循環では，効果的でない問題解決方法を「ストレッサーはコントロールできない」という証拠として捉えるところに始まり，その結果，その人は"心配すること"を心配し始めてしまうのです。モデルのその部分は「非機能的なパフォーマンス」と表され，ネガティブな感情体験を増やす心配につながる 3 つ目の悪循環の最後の部分を成しています。

　不安や心配の再発に対する心配は，心配事の内容と心配することの過程の制御に対する過敏さが減るのと同様に改善します。これが，心配をコントロールする治療の持つ機能のひとつになります。この治療では，高まっ

た不安や心配を維持する非適応的な循環をターゲットとします（詳細は後ほど扱います）。

第3章　治療の概略と基本原則

　ワークブックには4つの主なモジュールがあります。1つ目は基本的な情報と心理教育，認知の再構成から成ります。このモジュールは不安についての誤った情報や，性質，処理，不安や心配の成り立ちへの誤解を修正するよう設計されています。さらに，認知の再構成は理解を促し，不安やネガティブに偏った思考を置き換えることを意図して作られています。

　2つ目のモジュールは漸進的筋弛緩法（progressive muscle relaxation: PMR）という身体のコントロールのエクササイズから成ります。GADの主な要素である生理学的な不安の喚起や緊張を直接ターゲットとするためにリラクゼーションを取り入れています。加えて，リラクゼーションはGADの治療という観点からも非常に効果的であることが示されています。

　3つ目のモジュールでは，その人にとって最も重要な心配事についてのイメージ（心象）を用いるというような，順序立った，コントロールされた方法で想像曝露を行って不安を誘発します。繰り返し行う曝露は，心配の処理へのコントロール力をつけながら，アプローチや挑戦を通じて認知的回避の性向を認知の修正に置き換えることに焦点化します。Borkovecらは，心配の処理そのものが，イメージの産出，特に自律神経系への遠心性の命令をコードするようなイメージの産出を抑制すると述べており，想像（イメージ）曝露には生理学的な反応の要素を伴うことが重要であることを示唆しています（Borkovec, Shadick, & Hopkins, 1991）。想像曝露はシミュレーションから始まり（例：イメージを録音する，または紙に書き出し，それを再生するまたは読み返す），そして毎日の自然な活動へと発展させ

ていきます（例：不安のきっかけとなる新聞や雑誌の物語を読み返す）。

　4つ目のモジュールでは，回避や先延ばしをしてしまいがちな状況に対する想像曝露を行い，いかなる"安全行動"に対しても反応妨害法を行います。過剰な注意深さ，確認行為や安全行動は，主に悪い結果の予測，あるいはパフォーマンスを損なう可能性のある不安によって主に動機づけられることから，想像曝露と反応妨害法を行う前に認知の再構成やリラクゼーションの導入，練習を行います。

　最初の2つの治療モジュールは，主に不安が誘発されたときに対処するためのスキルだと考えられています。一方，想像曝露や実際の生活上の状況において行う曝露と反応妨害法のモジュールは，不安や心配の処理が始まるのを制御するために必要となる重要な方法であると考えられています。

治療のターゲット

　ワークブックは認知のバイアス，生理学的な不安の喚起，回避行動などをターゲットとしています。またタイムマネージメントと問題解決のスキルを紹介し，いくつかのライフストレッサー（対人関係，失業など）のような不安の体験に関連する他の問題についても言及していきます。ワークブックでは不安とともに生じることの多いうつ病やパニック発作といった問題については直接言及していません。そのため，我々はMAWプログラムに費やすことができる時間に合わせ，治療の焦点となるポイントを心配やGADに絞って取り組むよう提案しています。もしも他の感情障害が根本にある場合，または大きな生活上の危機や重大な問題がある場合には，患者さんの不安や緊張を減らそうとする前に，それらの問題に取り組むことをお勧めします。

個人の多様性

　MAWプログラムは，個人が経験するであろう心配，不安の喚起，回避の幅広い範囲に当てはまるようになっています。人により大きなばらつきがあるため，プログラムのすべてのセクションがそれぞれの患者さんに完全に当てはまるわけではありません。例えば，外的な状況への想像曝露や安全行動への反応妨害法はすべての人にふさわしいわけではありません。加えて，我々の研究施設や他の世界中にあるいくつかの研究施設における研究で，慢性の不安の症状を経験している人々の多くはGADの定義をすべて満たしているわけではないことがわかっています（Zinbarg, Barlow, Licbowitz, Street, Broadhead, Katon, Roy-Byrne, Lepine, Teherani, Richards, Brantley, & Kraemer, 1994）。これらの人々の中には，その心配が環境に見合ったものと判断されるものであったとしても，主に過剰な心配をしている人もいれば，一方で過剰な不安の喚起を経験しているという人もいるでしょう。したがって，慢性的な不安に苦しむ人々には認知の再構成がリラクゼーションやその他の方法よりも不適切な場合があります。最初の個人の反応のプロファイルは，治療の構成要素のどの部分が最も役立つかを確認するのに役立つでしょう。そのようなプロファイルは以下の内容を分析することで評価可能です。すなわち，過剰な心配，緊張や不安の喚起が生じる程度，回避のパターン，外的な状況に対する目立たない受動的な回避のパターン，先延ばし，危険を避けるための明らかな，あるいはこっそりと行われている安全行動や確認行為，そして認知的な回避と気逸らしの戦略などです。

治療方法の背景にある原則

　前述の通り，治療パッケージの影響を受ける可能性のある主な要素に

は，過剰な不安の喚起や緊張，脅威のシグナルへの警戒，将来の心配や不安の再発への懸念，認知的回避，巧妙な，あるいはこっそりと行われている回避行動が挙げられます。

1. 予測可能であること，制御可能であること，安全であることを認識することで，不安は和らげられるということを前提としています。患者さんに特定の練習を実行してもらう計画を立てるとき，これらのことを考え，柔軟に変えられる部分を用意しておくことが非常に大切です。例えば，子どもの健康について過剰に心配している患者さんであれば「友人の見守りのもと，12歳の子どもを家の外で午後の時間帯を過ごさせる」という曝露の練習に対し，苦痛を訴えることはとても少ないでしょう。それに対し，同じ患者さんが「誰の見守りもない状態で子どもを午後の間，家の外で過ごさせる」という曝露をするとしたら，強い不安を感じるはずです。たいてい，信頼できる他の人が存在するという安全感が不安を和らげます。したがって，最も機能的な曝露の練習は，徐々に「子どもを家の外で大人の見守りなく過ごさせる」という方向に近づけていくことです。他の例としては，配偶者の帰宅が遅いことを心配している患者さんは，あらかじめ知らされることなく遅れて帰宅するよりは，計画的に「配偶者が普段より20分遅く帰宅する」という練習に挑むほうがより不安を口にすることが少なくて済むでしょう。ここでの最も効果的な曝露は，患者さんと配偶者の間で，週のうち何日，配偶者が遅く帰宅するかを合意させ，患者さんにそれが実際にはどの日であるかを知らせずに曝露をし，徐々に配偶者が遅れる時間を延ばしていくことです。安全ではないという感覚や予測不能感，制御不能感は治療過程のすべてのステージで影響を受けると考えられます。すなわち，情報の修正は安全性や予測可能さへの理解に対して特に有効です。リラクゼーション法は，緊張や心配をコントロールでき

るという感覚に関連しており，あるいは実際の生活上の状況において行う曝露は3つすべての構成要素に関連があり，そして問題解決法やタイムマネージメントはストレスフルなライフイベントの際の可制御感を高めることに大きな効果をもたらします。
2. 生きることにおいての不安の持つ価値は，プログラムを通して強調されており，不安や心配に関する患者さんの信念における安全と危険の感覚の側面に訴えかけます。このプログラムでは，不安に伴う認知と身体感覚は，交感神経系の活性化の結果生じる生物学的な変化に関連づけられています。さらに，その活性化は危険に対する備えと関係しているので，そのような感覚は対処と生存のメカニズムの副産物であり，自然で害のないものとして生じるのです。
3. 認知の再構成のほとんどは，慢性的に心配している人に，今考えているよりも世の中は安全な場所であると気づかせることに焦点を当てています。したがって，実際によくない出来事に対しての危険性が大きくなるということはないので，過剰な心配は放っておいても安全なのです。
4. 不安の状態は，理論的にも，3つの反応形態の表現（認知的，生理学的，行動学的）の面でも，恐怖やパニックとは区別されます。不安は以下のような要素を特徴とします。すなわち，（1）ぼんやりとした脅威に対する知覚や気づき，（2）慢性的な緊張と過覚醒，（3）警戒心と先延ばし，パフォーマンスや取り組んでいる作業への集中の妨げとなることです。これに対し，恐怖やパニックは以下によって特徴づけられます。すなわち（1）目の前の危険に対する知覚や気づき，（2）突然の自動的な発現，（3）強い回避や"闘争か逃走か"に駆り立てられることです。慢性的に心配している人々に最もよくみられるのは，家族，健康，経済，自分の役割におけるパフォーマンスなどの様々な生活状況において不安が高まることです。時折，不安が高まった結果としてパフォーマンスが阻害される

ため，不安になることそのものを心配してしまう人がいるのかもしれません。心配は例えば「目標にしていた締め切りに間に合わないからといって，ボスが私をクビにしませんように」または「オーディションの途中でセリフを忘れてしまわないためにも緊張しませんように」というように，意識していることについての認知的な評価によって生じることがあります。または意図的に意識するとき以外に，注意を向ける前のレベルにおいても生じることがあります。

5．治療で行われる主なアプローチのひとつに段階的曝露があります。そのため，不安のトリガーは階層順，不安の強さの段階順に並べられます。結果として，想像曝露の練習は比較的，対処可能なレベルの心配や不安から始まり，徐々により大きな問題についてのイメージへと進んでいきます。同様に，心配することを妨害するアプローチ（実際の生活上の状況において行う曝露と反応妨害法）も，比較的安全で対処可能な課題や状況から始め，体系的に，より恐怖の強いものや難易度の高いと思われる内容へと進めていきます。

6．プログラムを通じ，スキルの段階が上がるにつれて，"学習"のアプローチが取り入れられていきます。症状改善の度合いは，個人がどの程度，実際に様々なスキルやエクササイズを練習したかに依存すると考えられています。練習は回避をしてしまう傾向に向き合い，それを問題に取り組むことと置き換えられるように意図されています。

症　例

■完全であるために努力する：ジュンコさんのケース

治療のためセンターを訪れたとき，ジュンコさんは38歳の既婚女性で7歳と11歳のお子さんがいました。彼女は，心配と色々なことに対する

強い不安があり，少なくとも大学を卒業してから思い出せる限りずっと続いていると話しました。彼女の過剰な心配の主な内容は仕事と家族についてであり，彼女は自分の不安をコントロールすることがとても難しいと言い，自分のことを"完全主義者"で，必要以上に「人を喜ばせようとしてしまう」のだと話しました。最初のアセスメントの前の数カ月間に，親戚が末期の病気に冒されそれが普段からの多岐にわたる高いレベルの不安に拍車をかけたことを含めて，いくつかストレスの多い出来事を経験していました。長期にわたり筋肉の緊張や睡眠障害，集中力低下などの症状があったことに加え，彼女は過敏性腸症候群や顎関節機能不全，「もしかしたら痙性膀胱かもしれない」というように最近の身体の不調も訴えました。ジュンコさんは，大うつ病性障害や気分変調性障害の定義には満たないものの，現れたり消えたりする，うつの気分があることも話しました。

　心配と多岐にわたる不安は彼女の生活を明らかに邪魔していました。彼女は家庭でも職場でも，母親として，教師としての役割を果たそうとしていました。それにもかかわらず，完全主義と人を喜ばせようとする傾向のせいで，職場でとてもたくさんのプロジェクトを受け持つようになり，それが彼女の余暇の時間を短くしてしまい，その短い自由時間を楽しむことさえできなくなってしまったのです。加えて，「末期疾患を患った親戚に対して適切な言葉をかけてあげられず泣いてしまうのではないか」「結果として彼の状態を悪くするのではないか」と考え，訪問することを避けていました。彼女はその親戚をとても身近に感じており，本心ではとても会いたかったため，このことは彼女に大きな葛藤をもたらし，ジュンコさんは彼を訪問しないことをとても恥ずかしいことだと考えていました。

　このように，ジュンコさんは自分の人生が，ほとんどの間，失敗を恐れ，完全であろうとする試み（完璧な職員，完璧な母，病気の親戚を癒し支える完璧な存在）を中心に回っていると感じていました。その上，何よりも，ジュンコさんは自分自身の強い不安について心配していることに気づいていました。彼女はやるべきことが多すぎて，悩んでいることで時間

を消費してしまい，終わらせる必要のあることを終えられないと心配していました。

　ジュンコさんは，ストレスと不安障害のセンターで我々の治療を受けました。情報の修正，リラクゼーションのトレーニング，認知の再構成といった初期の治療の焦点に対しジュンコさんの反応は複雑なものでした。彼女は16個の筋肉のグループの漸進的筋弛緩法を学び，その夜に緊張を和らげるために用いたときは，うまく眠ることができました。しかし，彼女は定期的にリラクゼーションのエクササイズを練習しなかったのです。そのため，どこにいても何をしていてもリラクゼーションのスキルを持ち運び，緊張に気づいたときはいつでも使えるようにするための段階である8個の筋肉のグループのリラクゼーション法に進むことはありませんでした。彼女は生活上の多くのことに対し，完全にしなくてもよいための根拠を大げさに考えていることに気づきました。しかし，よくあることですが，ジュンコさんは認知の役割をきちんと経験したり，理解したりすることなく，この情報を再保証という形で利用していました。つまり，これらの情報は彼女に再保証を与え「大丈夫だ」と思わせてはくれましたが"恐怖の構造"とつながることはありませんでした。実際に，ジュンコさんは，彼女が不安から気逸らしをしてしまうことや認知的な回避，彼女の言葉でいうところの"シャットダウン"の状態になってしまうことに慣れていたのが最初に明らかになったとき，彼女は認知の再構成のことを「ひどく不安を誘発するもの」だと思っていました。また，ジュンコさんは仕事関連のプロジェクトに関して，過剰に準備をするという安全行動に時間を費やしていることがわかりました。彼女の心配なときの思考への反応とその邪魔な性質は，想像曝露を行い心配を妨害する段階に至るまで，現実に小さくなることはありませんでした。

　ジュンコさんの想像曝露のエクササイズは，最初は主に，死にゆく親戚を訪問することについての心配に関するものでした。彼女のこの問題についての最大の恐怖はコントロール不能なほど泣いてしまうことと，それが

親戚にさらなるストレスや悩みをもたらし彼のコンディションを悪化させ死期を早めてしまうのではないかということでした。電車に乗って彼の家に行くことを考えるだけで疲れてしまうような状態だったため，想像曝露を始める前に我々はそこからスタートすることにしました。実際，電車での旅について想像曝露を行うのは非常に不安を誘発しやすく，ジュンコさんは曝露を行うことを拒みました。我々は一歩後退することとし，"想像曝露を行うことへの想像曝露"を行うように彼女に言ったのです！　一旦，自分が電車の旅についての想像曝露を行って，ひどく動揺し，治療者の前で涙目になっているところをイメージすることに慣れると，彼女はその想像への曝露を積極的に受け入れるようになりました。電車での旅についてのイメージに比較的慣れた後，彼女は彼の家に近づき，そして家に入り，泣く場面を想像するというふうに進めていきました。この心配事に対する彼女の耐性は増しており，困惑したり"シャットダウン"の状態になったりするのではなく"持ちこたえる"ことで，彼女は認知の再構成の作業を足取りよく行うことができました。彼女が自分の心配の内容をより細かく検証し始めるにつれ，コントロール不能なまでに泣いてしまうということは，彼と一緒にいる間，ずっと泣いているということであり，まったく会話ができないことを意味するのだと，言葉で詳しく述べられるようになりました。彼女は，根拠を検証することを通じて，そのような結果はとても起こりにくいものだと理解するようになりました。彼女が泣くことについても，親戚はそれがどれほど深く彼を思っているかを示すサインだと解釈する可能性があることに気づき，「彼の前で泣くことはとても酷いことである」という考えの根拠を覆すことができたのです。彼女は繰り返し想像曝露を行い認知の再構成をすることで，このテーマについて心配になる頻度と，それによって生じる不安がともに減ることを経験しました。最後には，彼女は定期的に親戚のもとを訪れるようになり，そうすることで自分自身も気分よく過ごせるようになったと感じました。

　彼女の心配を妨害するエクササイズの多くは，しっかりと自己主張す

ることや，社会的な交流を始めること，人に「No」と言うこと（特に仕事相手に対して）などを中心に行われました。最初はこのような曝露の練習（彼女の言葉で言うところの"真実のテスト"）は，彼女の多岐にわたる不安のレベルを高めてしまい，不安になった出来事の報告数は増えました。しかし，繰り返し練習をすることで彼女の不安は減り，比較的スムーズに残りの不安階層表の内容に進んでいくことができました。実際，彼女は学校で新しいプロジェクトを断ることについて考えることを喜んでいるかのように見えました。

　ジュンコさんは治療の最初8週間のあいだは頻繁に不安が高まったり，平均の不安のレベルが高くなる状態を経験しましたが，想像曝露が始まると，不安の高まるエピソードや不安の評価の平均値はしっかりと下がりました。治療が終わるまでに，ジュンコさんはずいぶんよく眠れるようになり，治療初期には頻繁に煩わされていた胃腸症状も，滅多にみられなくなりました。彼女は普通に社会的な付き合いができるようになり，余暇や家族の予定もより楽しめるようになったと話しました。また，これは治療で直接ターゲットにしたことではありませんが，彼女はより高みを目指して学位取得のため進学することをじっくりと考えていると，ワクワクした様子で話しました。プログラム終了から6カ月後，ジュンコさんは再度診察を受け，「GADのサインや症状は少しあるか，あるいは，認められない程度になった」という評価を受けました。

治療者用ガイドの要点

　MAWプログラムの各章の説明は，このガイドの内容を思い起こさせるよう，書かれています。1つの章はそれぞれのワークブックの章に割り当てられています。各章は以下のように構成されています。

- 検討事項一つ一つについてのまとめを含む，そのセッションでのお勧

めのアジェンダ
- その章で患者さんに伝えた主な概念の説明
- その章に出てくる特定の治療方法の背景にある原則の説明
- 各章で生じる可能性のある一般的な質問や，治療者の回答を解説するための短い症例
- 非典型的，あるいは問題になりそうな患者さんの反応についての説明

　治療者には，その週のセッションの前に，このガイドの中の該当する資料を読むことに加え，ワークブックの各章を読むことを強くお勧めします。質問に答えるだけでなく，問題や課題について詳しく論じることができるよう，患者さんにセッション前にワークブックを読んでもらうことを好む治療者もいます。その他，患者さんにセッションの後で該当章を読み，セッションの内容を復習してもらうことを選択する治療者もいます。我々は通常，後者の方法に従い，ワークブックの適切な章をそれぞれのセッションの後に読むことをホームワークとして割り当てています。

第4章 全般性不安障害（全般不安症：GAD）とは

ワークブック第1章に対応

ワークブック第1章のまとめ

- GADの定義（過剰な心配と身体の緊張の高まりを含む）
- DSM-Ⅲ-TRとDSM-ⅣにおけるGADの診断基準
- GADと一般的な不安障害（不安症）の有病率
- GADの不安と正常な不安の区別：心配する過程において，不安が過剰かつ制御不能になっていることが重要なポイント
- 心配や不安をもたらす他のタイプの感情障害（例：うつ病，パニック障害）について：異なる治療を選択する必要性を示すサインとは
- 心配や不安への対処として2種類以上の精神療法を同時に行うことで生じる問題［GADの治療としては，いかなる場合でも1つの精神療法に専念することを推奨します］
- 薬物療法とMAWプログラムの兼ね合い：減薬とMAWプログラムは同時に行うことが可能
- 治療効果についての情報
- 改善と練習の関係について［MAWプログラムのアプローチはある種の"学習"であり，変わりたいというモチベーションを高く持っている人には最適な治療です］
- MAWプログラムの各章の要点

セッションの概要

- 簡潔なチェック
- アジェンダの取り決め
- 治療目標の検討
- 患者さんが治療目標達成のためにこのプログラムに期待することについての話し合い
- ホームワークの取り決め
- セッションのまとめとフィードバック

簡潔なチェック

　患者さんはまだセルフ・ヘルプのホームワークを与えられていないことが多いため，この時間は，あいさつをしたり，患者さんが最近どのような状態であったかを話してもらったりします。また，治療者がセッションまでに記入をお願いしたモニタリング用紙があればそれを手短に振り返る機会とします。

アジェンダの取り決め

　それぞれのセッションをアジェンダの話し合いから始めることが重要です。典型的には，治療者からいくつかお勧めのアジェンダを示し，それに加えて患者さんに，治療者からの提案に追加，あるいは変更したいアジェンダがあるかどうか聞くことを推奨しています。これは治療者がプログラムの様々なモジュールを紹介する時間や，患者さんが優先的に検討したいと考えている問題について話し合う時間を保証することであり，セッショ

ンの構造を維持し，治療に協調的なやり方で集中してもらうために役立ちます。可能なときにはいつでも，患者さんの持ってきた話題をセッションのトピックと照らし合わせ，取り組むとよいでしょう。

このセッションでのアジェンダの提案には，患者さんの治療目標や，この治療にどんなことを期待しているか，目標を達成するためにこのプログラムがどのように役立つかも含める必要があります。時間が許せば，治療者と患者さんが不安を持続させてしまう要素についての情報を共有し，フォーミュレーションを始めること，別の表現をすると，介入時にターゲットとすべき部分を理解し共有することを提案するとよいでしょう。

治療目標の検討

患者さんの目標について話し合うときは，焦点を可能な限り具体的にすることが重要です。目標が最初から具体的であればあるほど，プログラムの終わりに目標を達成できたかどうかを分析しやすくなります。「もし私たちがうまく目標を達成できたら，あなたの生活はどのように変わると思いますか？　そうですね，今から6～12カ月後はどうなっているでしょうか？」といったシンプルな質問から始めるのが効果的です。話し合いを確実なものにしていく流れの中で，治療者は以下のポイントについて説明するとよいでしょう。

- GADを他の疾患と鑑別するための特異的な一連の症状は，世の中に広く認められているものです。それらの症状によってGADは特定のタイプの不安の問題として分類されますが，自分だけがこのような問題を経験しているのではないと理解することで，患者さんは救われます。このプログラムによる介入は，過大視されている異常な信念やそれに関連して存在している不安をターゲットとしています。
- 心配や不安はいたるところで経験されるものであり，適切な機能とし

て働くことが多いものです。障害の発症にはその他の要素が重要となります。したがって，「すべての不安が異常で不適応なものだ」という考え方は，治療のターゲットとされます。加えて，この治療は，すべての不安を取り去るものではありません。不安をすべて取り除くことが可能であるとしても，そうすることは患者さんにとっての最善策ではないのです。

- 心配と不安はしばしば適応的な機能を持ちますが，客観的な脅威がある状況とない状況のいずれにおいても，心配や不安が強さを増し，客観的な脅威のレベルと比較してバランスを失ったときに問題となる可能性があります。
- 完全主義や先延ばし，そしてその反対の行動——不必要なまでに短い期間に物事をやり遂げるよう自分にプレッシャーをかける——など，心配や不安に対処する様々な方法は理解可能なものです。しかし，そのようなアプローチをしていると人生を楽しめなくなってしまいます。さらに，これらの対処方法は，短期間の不安を減らすのには効果的ですが，長期的にみると不安や心配を持続させる傾向があることがわかっています。

患者さんが治療目標達成のためにこのプログラムに期待することについての話し合い

　患者さんの中には最初から現実的な見通しを持っている方もいますので，その場合には彼らが既に理解していることを再び教えるよりも，むしろ彼らの持っている考えを引き出すほうがよいでしょう。その見通しが，私たちが患者さんと取り組むときの考え方に合っている場合には，すみやかにそのことをフィードバックし，より集中的に患者さんが触れていなかったポイントに取り組み，彼らの見通しが私たちの考え方と合わない場合にはその他諸々のことにも取り組みます。以下の2つのポイントがこの話

し合いに含まれていることが極めて重要です。

1. 練習は必要不可欠です。もし，ただ説明を読んで治療のセッションに来ているだけなら，患者さんの症状は改善しないでしょう。新しい一連のスキルを習うときと同様，MAWプログラムで紹介されたスキルを習得するには繰り返し練習する必要があり，スキルがその人にとって自然でかつ"深く身についた習慣"となるためには，さらなる反復練習を要します。
2. 主な焦点を"今，この場"で不安を生じさせている要素に当てることが大切です。いくつかのケースでは，子どもの頃学習した過去の出来事について話し合うことが役立つかもしれませんが（例えば，あるネガティブな自動思考や信念を体験することがいかに"馬鹿げているか"ということにとりあえず集中することで，自分自身への批判を減らそうとしているときなど），そのような因子についての話し合いはほとんどの場合必要なく，そしてMAWプログラムの効果を完全に得るためには不十分です。そのため，しばしば，「不安を維持させている因子は病因とは完全に別であるケースが多い」という考えや，「もし私たちがあるケースについての病因を完全に理解したとしても，過去に戻ってそれを変えることは不可能である」（今のところは不可能ですが，遺伝子の科学の発展がいつかこれらの病因の中のひとつを変えられるようにしてくれるかもしれません）という考えについて話し合うのは，非常に役立つ可能性があります。対照的に，私たちは，不安を持続させる因子のコントロール法を習得することがしばしば可能なのです。

ホームワークの取り決め

少なくとも，ホームワークのコンプライアンスに関するいくつかの問

題*は，ホームワークを治療者が"割り当てる"のではなく，患者さんとよく話し合い，協調して決めることで防げます。患者さんにホームワークのメニューを提案し，セッション中に検討した内容を踏まえて何か追加したい内容があるかどうかを聞くと効果的です。最後に，それら選択肢の中で，次のセッションまでに患者さんが本気で取り組みたいと思うものは何かを聞きます。典型的には，患者さんがすべての提案をやり遂げるという選択をすることが多いのですが，彼らは，以前のようにプロセスの理解や制御（コントロール）を求められずにホームワークをしていた頃と比べると，今はより多くの時間，やり抜くことができていると思います。時々患者さんがいくつかの項目を拒むことがありますが，それらをもしこちらで割り当ててやらせようとしたとしても，やり遂げることはできないだろうと，我々は考えます。

　このセッションでのホームワーク（"ホームワーク"という言葉にネガティブな反応をする患者さんには"セルフ・ヘルプ"という言葉を用いるとよいでしょう）には，ワークブックの該当章と次のセッションで扱う章を読むこと，治療の目標についてより深く考え，目標を明確にし，このセッションで定めた目標に追加すること，が含まれているとよいでしょう。もし患者さんが既にセルフモニタリングを開始していたら（細部まで治療計画が整えられる場合，典型的には，最初の治療セッションの前にセルフモニタリングを開始するとよいでしょう），そのモニタリングとともにさらなる提案が続くはずです。あるいは，もし患者さんがまだセルフモニタリングを開始しておらず，治療者がワークブックの第1章をこのセッションで扱うとしたら，セルフモニタリングの開始を提案することになるでしょう。

＊訳者注：ホームワークをどの程度話し合って決めたとおりに患者さんが実践できるのかということ。

セッションのまとめとフィードバック

　患者さんにその日の収穫と言えるメッセージや役立ちそうなポイントをまとめるようお願いし，毎回のセッションを終えることが大切です。これは適切な理解ができているかどうかを見極め，要点の強化を促すために重要です。我々は治療者に対し，患者さんに「セッションの内容に対しネガティブな心の反応が生じたかどうか」を質問するように勧めています。大多数は，セッションについて特に困ったことはなかったと答えるでしょう。それにもかかわらずこのようなセッションの終え方を勧めるのは，協調的なパートナーシップを築くこと，その関係の中で問題点があればオープンに話し合えるということを示すこと，そしてセッション中のネガティブな反応が生じても快く努力する姿勢を見せること，といった点で効果的であるためと我々は考えています。加えて，患者さんがこの質問に対しネガティブな反応を示した場合には，時間の許す限り問題をその場で解決したり，次のセッションの冒頭で扱うとよいでしょう。

検討すべき原則とポイント

　最初の章は教則的でお説教のように聞こえやすい内容ではありますが，ソクラテス式の方法が効果的であることを忘れないでください。第1章では，患者さんに対し，頭がおかしくなったわけでもなく，異常であるわけでもないということを保証し，相手の誤った理解を修正するための情報を提供します。このように，不安を理解するための認知の修正は，代わりとなる思考の枠組みを準備することを通じて始まります。

ケース・スタディ

■症例 1

患者さん：この治療プログラムを進めたいかどうか，自分ではよくわかりません。このプログラムは私の心配を減らすためのもののようですが，でも私は，心配することは，起こる可能性のある出来事に対して準備するのに役立っていると思うのです。もし自分が心配しなくなったら，もっと不安になるでしょう。

治療者：つまり，あなたは心配することがあなたを守ってくれていると思っていて，そのガードを取ってしまったら自分がより弱くなると感じて心配なのですね。その考えにもう少し注目して，妥当性を評価するためにいくつか質問をしてもよいですか？

患者さん：はい。

治療者：これまで予期せぬストレスフルな出来事を経験したこと，そのために事前に心配をしていなかったことはありましたか？

患者さん：もちろん，たくさんあります。

治療者：それらの状況で，そこそこ対処できたと言えますか？

患者さん：いいえ，たいていはダメでした。

治療者：一度も？

患者さん：そうですね，一度だけ，直前に上司からプレゼンテーションをするように言われたときはどうにかなりました。そのあと，皆が私に良い出来だったと言ってくれたので，自分でも大丈夫だったと思えました。

治療者：それはよかったですね。それから，あなたが前もって気づかず心配していなかったストレスフルな状況や危険な状況に，あなたのご家族が直面していたということはありましたか？

患者さん：はい．最近，私の息子が大学の友人たちと旅行に行っていたことに私は気づいていませんでした．いつも家族の誰かが飛行機に乗るとき私はとても心配になります．今回は後になって気づくまで私は彼のフライトのことを知らなかったので，心配しませんでした．

治療者：で，フライトはどうだったのですか？

患者さん：問題ありませんでした．

治療者：では，これらの2つの例は何を示しているでしょうか？　あなたは常に，何かが起こる前に心配している必要があるのでしょうか？

患者さん：いいえ，そうではないと思います．でも確かに，心配することが役に立つことが時々あるんです．

治療者：不安がいくらかの適応的な機能を持つことには私も同意します．このプログラムの目標は，すべての不安や心配を取り去ることではないのを覚えていてください．むしろ，私たちはあなたが経験している過剰な，あるいは不必要な不安や心配を減らすことに集中していくつもりです．

■症例2

患者さん：不安になるようなことを聞くのが怖いので，この手のプログラムを始めることをためらってしまいます．

治療者：あなたが不安なことに向き合い始めるとき，さらに不安の高まりを経験することになるのは間違いありません．しかし，治療の過程においてご自身の不安に向き合うことは必要不可欠です．さらに，不安が高まるのは一時的なことで，通常は速やかに収まります．心配事がもっと増えるとか広がったりすると心配になってしまうのは，"不安になること"に対するの現在の不安と心配のレベルとおそらく関連があります．あなたが自分の不安の反応を調整する方法を学ぶにつれ，さらに不安が広がるのでは？といった心配はどんどん減っていくでし

ょう。

■症例3

患者さん：こんなに長いあいだ不安や緊張を経験してきたのに，このような短期間のプログラムが症状を改善してくれるのでしょうか？ 私は人生のすべての期間において心配性で，それが自分なのだと思っています。だからそんなにすぐに解決してくれる方法はないと感じてしまうのですが……。

治療者：覚えていただきたいことがいくつかあります。1つ目に，不安の問題を抱えていた期間の長さが治療への反応性に必ずしも影響を与えるわけではないということがよく知られています。その代わりにプログラムの最大の効果を得るのに最も重要なことは，あなたがいかに練習し，取り組むかです。2つ目に，このプログラムはスキルをきわめて中心とした内容なので，非常に短い期間で学べます。3つ目に，これが最も重要かもしれませんが，私たちはこの短期間のプログラムの終わりの時点で，あなたに"治ること（あるいは症状がすべてなくなること）"を期待しているわけではありません。そうではなく，先ほどの見解にも関連づけて言うと，私は「このプログラム中にスキルを身につけ自分自身で応用する」という違った目標を持つとよいのではないかと思います。それに基づいて，最後のセッションのときに"治っていること"ではない，何か別の目標（代わりとなる目標）をイメージすることができますか？

　（治療者は，患者さんが持っていなさそうな情報を適切に共有し，ソクラテス式の方法や，別のもの（代わりとなる目標や考え方など）を探す過程に慣れてもらうようにしましょう）

患者さん：よくわかりません。たぶん，私がプログラムを終えたとき，そのとき残っている問題に対処するためのスキルを知っているというこ

とでしょうか？

治療者：まさにその通りです。実際，習ったスキルを応用し続けていれば，多くの人々がプログラムを終えた後も，さらに具合を良くしていくことができます。これで，この治療の成功する確率が，あなたが救われる確率と実質的に同じであることに同意していただけますか？

患者さん：ええ，でも，誰にでも役立つわけではないと思います。

治療者：そうですね，成功率はとても高いのですが，すべての人が改善するわけではないという意味で，あなたは正しいでしょう。それでも，この高い成功率そのものが，プログラムを行い，少なくともいくつかのエクササイズやテクニックを経験してから最終判断をしていただく理由となることには，同意していただけますか？

> ワークブック
> 第1章
> に対応

■症例4

治療者：では，私たちの目標について少しお話ししましょう。もし治療がうまくいったら，あなたの生活は今後6〜12カ月でどのように変化するでしょうか？　できる限り具体的に考えてみてください。

患者さん：そうですね，生活が変わるとした場合の私の最大の希望は，不安で疲れ切って，固まったり行き詰まったりすることがなくなることだと思います。自分のキャリアや大学院のプログラムについてどんな方向に進めばよいかを考えるとき，私とトシヤの関係がこれからどうなるのかを考えたとき，今の賃貸の契約が終わったらどこに住むべきかを考えたとき，今の私はちっとも決心することができないのです。どれについて考えても，心配になり，行き詰まってしまうのです。「もう少ししたら自分の部屋を整頓するぞ！」というときでさえ，凍りついたように動けなくなってしまいます。部屋がとても散らかっているので，自分でも一度に片づけることはできないとわかっています。そして，そう考えると，もう掃除など自分には無理だと思い，と

ても不安になるのです！　そして，ただテレビゲームをしたりテレビを見て過ごしたりしてしまいます。

治療者：では，全体的な目標は，自分の不安によって疲れてしまわないようになることのようですね。より細かい目標は，キャリアパス，トシヤさんとの関係，住む場所などを決めたいということ。もうひとつの細かい目標は先延ばしをやめて，部屋をきれいにするために前進すること。私の理解は正しいですか？

患者さん：はい。

治療者：わかりました。他に何か目標がありますか？　または先ほどの内容で十分でしょうか？

患者さん：今思い浮かぶのはそのくらいです。でももしかしたらまた後で思いつくかもしれません。

治療者：大丈夫ですよ。進めながらいつでもリストに追加することができますから。あなたが話されたことの中でひとつ，私がとても良いと思ったのは，ご自分の不安をすべて取り除くのではなく，対処可能なレベルまで減らしたいという点です。私が一緒に取り組んでいる方々の中には，すべての不安を取り除きたいとおっしゃる方がいますが，もしそれができるとしても，不安をすべて取り除くことは害になると伝えなくてはなりません。私がどうしてそのように伝えるのか，理由を想像できますか？

　（治療者は，患者さんが既によく理解できていることについてレクチャーをするのではなく，不安の持つ適応的な機能についての話し合いを始めるためにソクラテス式の方法を用いましょう）

患者さん：ええ，私は大学時代演劇をやっていましたので，多少の不安は演技のときにエネルギーの源となり，役立ったと思います。そして「セリフを忘れるのではないか」という心配は，最後までセリフを言えるよう自分の背中を押してくれたのを覚えています。

治療者：それはまさに私が話そうと思っていたことです。実際，多くの治

療者や研究者は不安を"闘争か逃走か反応"の持つ役割と関連づけています。どういうことか，わかりますか？

患者さん：いいえ。

治療者：では説明しますね……。

ワークブック
第1章
に対応

■症例5

患者さん：自分の人生で不安が役に立ったことなど，考えられません。

治療者：学生時代はどうでしたか？

患者さん：どういう意味かよくわからないのですが……。

治療者：もしあなたが全く不安を感じなかったら，試験でどうだったと思いますか？

患者さん：私はいつも不安だったので，試験中は集中できませんでした。頭が真っ白になるのではないかと思いとても消耗しました。だから，あんなに不安にならなければもっと良い成績が取れたと思います。

治療者：強い不安のせいで成績が下がったという経験をされたのですね。でも，私はあなたがもう少し不安が少なければどうだったかという質問をしているのではないのです。あなたが全く不安を経験しなかったとしたらどうだったかを考えてほしいのです。

患者さん：それでも，不安が小さければ試験中にリラックスできたと思うので，私はもっと良い成績が取れたはずです。

治療者：試験の準備はどうですか？　勉強は？

患者さん：そうですね，あなたの言っていることを理解できているかどうか，まだよくわかりません。私は勉強しているときもとても緊張していて集中するのが難しいほどでした。だから勉強中にリラックスできたら助かっただろうと思います。

治療者：では，少し別の視点から見てみましょう。これが誰か別の人，不安を全く感じない学生さんだったらどうか，想像してみましょう。そ

のような，自分の試験の結果をまったく心配しなかった学生さんが多くの時間を試験勉強に費やすと思いますか？

患者さん：理解しました．彼はたくさん勉強せず，悪い点数を取ったでしょう．勉強すべき時間に遊んだり，だらだらしてしまったりしたかもしれません．

治療者：そういうわけで，低いレベルの不安であれば，チャレンジする動機となった可能性もあるのではないでしょうか？

患者さん：今はあなたのおっしゃることがわかります．私にはまだ自分の不安のレベルが高くならず，邪魔にならない状態というのは考えられないのですが，不安がまったくないというのも問題だと考えられるようになりました．コツとしてはその中間くらいのレベルの不安を見出すこと，でしょうか．

治療者：そうですね．そういう言い方もできますね．今一緒に考えてきたことは，このプログラムの全体的な目標が，どんな不安もすべて取り去るというのではないということです．もしそれができるとしても，望まないでしょう．そうではなく，私たちの目標は過剰な不安を取り除くことなのです．

■症例6

患者さん：私は全般性不安障害（全般不安症）の診断基準を満たしているとは思いません．あなたがおっしゃるような筋肉の緊張やその他の身体症状はありますが，実際はそんなにすべてのことを心配しているわけではありません．ですから，このプログラムは私にはふさわしくないのではないですか？

治療者：あなたが心配性であるかどうかにかかわらず，このプログラムの一部はあなたを困らせている緊張や不安の生理学的な側面にも役立つよう作られています．心配性の思考は自動的に浮かんでくるものなの

で，通常その思考があっても気づかないことがあります。あなたも心配性の自動思考（勝手に浮かんでくる考え）を経験しているのかもしれません。プログラムにはそういった自動思考をあなたが経験しているかどうかを判断するテクニックも含まれています。もしあなたが不安の自動思考を経験していたら，それらのテクニックは，もっと不安を感じないで済む物事の考え方を習得するのに役立つでしょう。

■症例7

患者さん：私は確かにたくさん心配しますが，自分の心配事は現実的なものだと思います。ですからこのプログラムは私にはふさわしくないのではないでしょうか？

治療者：まず第一に，あなたの心配事が過剰なものや非現実的なものではなかったとしても，緊張や不安の生理学的な症状を制御する方法や，実際の問題を解決するテクニックを含め，このプログラムの一部は役に立つものです。あなたの心配事についてもう少しお聞きしたいのですが，あなたが現実的な内容だと思うものの中で，最大の心配事を教えていただけますか？

患者さん：そうですね，この4カ月，無職であることがとても心配です。もしそれが現実的な心配でないというのなら，一体何がそうだと言えるでしょう。

治療者：失業中という状況であれば，確かに，ほとんどの人がある程度心配になると思います。その心配事についてもう少し話していただけますか？ 失業中であることについて心配しているとき，どんな考えが頭に浮かんでいますか？

（治療者は患者さんの心配事の現実的な側面を評価し，その心配が過剰なものかどうかを判断するため，より詳しく，徐々に探っていきます）

患者さん：私はこれまで短期間の事務仕事しか見つけられませんでした。私はもう他の定職に就けないのではないかと心配なのです。

治療者：これまでの就職活動はとてもがっかりするような結果だったのですね。定職に就けないのではないかと考えることがあなたをどれほど不安にさせるか，よくわかります。でも，あなたが他の定職を見つけられないという根拠は何かあるのですか？

　　　（治療者は患者の感情が妥当であることを同時に認めながら，思考と感情のつながりを穏やかに指摘しましょう）

患者さん：そうですね，このところは世の中の経済が最低です。

治療者：では，何か他の根拠はありますか？

患者さん：いいえ，これは私が思うこと，私が感じていることに基づいた意見です。

治療者：わかりました。あなたにできそうな職種の非雇用率はどのくらいかご存じですか？

患者さん：わかりません。でも，5〜10％の間くらいだと思います。

治療者：それから，誰かあなたと同じ職種の方が仕事を見つけたかどうかご存じですか？

患者さん：以前一緒に働いていた人で，私より数カ月前に一時解雇された人が最近何か見つけたと聞きました。

治療者：では，これらの根拠からあなたの状況についてどんなことがわかりますか？　あなたが「他の定職を絶対に見つけることができない確率」を高く見積もっていた可能性はありますか？

患者さん：その可能性はあると思います。でももしそうだとしても，何をしたらよいかわかりません。

治療者：そうですね，そうすると，その考えについて，一緒に取り組む流れの中でより詳しく注目していくこととなるでしょう。5回くらいのセッションの中で，不安になりやすい思考のパターンを変えるためのエクササイズをご紹介する予定です。これらのエクササイズは，あな

たの心配事が現実的かどうかを客観的に評価するのに役立つでしょう。

（治療者は患者さんに「この心配は過剰かもしれない」と認めさせる手伝いができれば成功と考え，現時点ではそれ以上深い解釈はしなくてよいでしょう）

非典型的な例と問題となる反応

　不安に伴う生理学的な感覚がある場合には，患者さんの中には遺伝的，医学的，化学的な説明のほうが，心理学的な不確定要素を考慮した説明よりも信頼できると思う方もいるようです。その上，遺伝的，医学的または化学的な説明は，心理学的な説明よりもレッテルを貼られたような気持ちになることが少ないようです。したがって，患者さんは当初，医学的に異常だという証拠がない状態では，始めの数回のセッションで関連する情報をすべて与えることに抵抗を示すかもしれません。患者さん自身が「私は遺伝的に神経質なんです」とか，彼らの不安は検査ではわからない"化学物質のアンバランス"のせいだと表現することもあるでしょう。

　一般的には，すべての治療のアプローチと同様に，患者さん側の積極的に協力しようという気持ちはきわめて重要です。しかし，前述した状況のようにMAWプログラムへのモチベーションが低い場合は，その人の体験に対する原因の捉え方に特有な偏りがあるのかもしれません。それゆえに，その捉え方について，疑い，探求する努力は適切だと言えます。以下は，我々が推奨しているいくつかのステップです。

- 患者さんが遺伝的，医学的，化学的な異常と仮定している根拠は何なのでしょうか？　よくあるのは，身体疾患の管理（例：甲状腺機能亢進症に対する甲状腺ホルモンの薬物療法や，低血糖への食餌療法など）などかもしれませんが，不安の医学的な根拠や，不安を持続させ

る原因は認められないことが多いのです。代表的な遺伝的根拠の例としては，不安の問題が家族中で観察されるということがあります。しかし，患者さんの両親（または他の親戚）が不安の問題を持つということは，遺伝的な根拠と同程度に，学習の体験によって説明することも可能です。実際に，ほとんどのケースにおいて，どの遺伝的な要素，または体験的な要素が問題の始まりの原因となったのか，その程度を明らかにすることはできません。

研究文献の示す根拠は，遺伝的なものが不安の一因となることを支持しています。しかし，なぜ過剰な不安が生じるのかという根本的な疑問に遺伝的な側面から完全な答えを出すことはできていません。つまり，遺伝する要素としては不安の問題に陥りやすい傾向や脆弱性が挙げられますが，この脆弱性が障害に発展するかどうかを決定するのには他の要素も関与しているということです。

- もし遺伝的な異常があり，それが過剰な不安の存在に影響を与えているとしても，それは必ずしも MAW プログラムの効果がないことを示唆するわけではありません。MAW プログラムの効果のいくつかは，背景にある生化学的なプロセスの変化によりもたらされる可能性があります。MAW プログラムや不安への類似のアプローチの治療効果に言及しているエビデンスは，生化学的な原因が知られていながらも行動科学的に治療をされている脳卒中やある種の糖尿病においても同様に重視されています。

- 患者さんにとって，不安が高まったエピソードのすべてに個々のトリガーを見つけて結びつけることは，すぐには難しいかもしれません。漠然とした不安として経験されるかもしれない，結果として生じる状態には，遺伝的な説明をするほうがしっくりくるのかもしれません。結果として生じる状況に対しては，以下の要素を認識すると役立ちます。：（1）身体の神経システムに与えるストレスの一般的な影響，（2）自覚している意識の外で生じて気分に影響を与える自動思考の

存在，（3）不安の理由についての不確かさが苦痛のレベルを上げているかもしれないということ，つまり，患者さんは，彼らの不安には「今はまだ気づいていないトリガーがあるかもしれない」とわかってきているので，体系的な観察を通じてよりはっきりと理解できるようになることでしょう。

> ワークブック
> 第1章
> に対応

　治療へのモチベーションを邪魔する同様の問題として，患者さんの中には，自らの心配が過剰であることを認識していない方がいることが挙げられます（症例7参照）。このような状況では，患者さんの心配事の内容を可能な限り詳しく引き出すとよいでしょう。患者さんの心配の現実的な側面を認識する必要はありますが，治療者は，その心配が過剰であるということに患者さんが気づけるよう，妥当な根拠を検証することも必要です。心配をコントロールする能力と心配自体が頭の中でいっぱいになって他の活動を邪魔してしまう傾向について話し合うこともまた，役に立つ可能性があります。

第5章 不安のモニタリング法を身につける

ワークブック 第2章 に対応

ワークブック第2章のまとめ

- 自分自身の行動の観察者となる必要性や，不安への理解を深め，特定の治療法を個人の体験に当てはめるための方法について
- 過去についての想起が現在の気分によって歪められてしまい，不安の定着化に寄与している程度について，また，定期的で継続的なモニタリングと記録が，過去についての想起よりもより有益であり有害性が少ないことについて
- セルフモニタリングが，目立たない，あるいは事前に気づかなかったトリガーや不安の高いエピソードの同定に役立ち，患者さんが客観的に進捗を評価するのに役立つ理由
- 不安が高まるエピソードや毎日の気分，プログラムの進み具合をモニタリングする方法の説明

セッションの概要

- 簡潔なチェック
- アジェンダの取り決め
- セルフモニタリングについての話し合い
- ホームワークの取り決め
- セッションのまとめとフィードバック

簡潔なチェック

　この時間で，あいさつや患者さんの最近の状態についての報告，セッションまでに記入してもらったモニタリング用紙の手短な振り返りを行い，前回のセッションで話し合ったその他のホームワークへの取り組みを簡潔に確認します。

アジェンダの取り決め

　このセッションでのアジェンダの提案には，セルフモニタリングとホームワークについての話し合いが含まれているとよいでしょう。

セルフモニタリングについての話し合い

　セルフモニタリングについて話し合う際に，治療者は以下のポイントについて説明するとよいでしょう。

- 症状と苦悩のレベルに焦点化するのではなく，高い不安の形成と維持

に寄与しているプロセスを理解することの意義を説明します。そのプロセスへの客観的な気づきと理解は，改善に向けての最初の一歩となることも伝えましょう。
- 気分に依存する記憶の想起が，情緒的なつらさの現在のレベルを支配，増幅し，そのことによってこのプロセスを客観的に理解することができなくなってしまっている程度を把握します。その際，患者さんが，その場でのモニタリングのほうが治療的であり，回想よりもずっと有益であると高く評価することができるように導くとよいでしょう。
- 不安が高まるきっかけを認識し，不安が生じ始めたことに早い段階で気づけるよう認識することが最初の試みであると，強調するべきです。この時点ですべての不安のエピソードにきっかけがあることを示唆する必要はありません。しかし，患者さんが，目立たず，すぐには明らかにならない沈殿剤のような"きっかけ"を見分け始められるようにする努力はします。不安な状態での心の揺れをモニタリングすることで，きっかけへの気づきが生まれるようになります。その上，不安がグルグルと高まり始めることに患者さんが気づくのが早ければ早いほど，減らすための努力は成功しやすくなるのです。ここで役立つメタファーは「激しい山火事になってしまうまで待つよりも，小さな野火が始まったらすぐに消すほうがずっと簡単である」というものです。
- 治療プログラムの期間中，記録を継続し続けることは，患者さんが自分の進歩を評価し，変化しようというモチベーションを維持するためにとても有益な手段です。

ホームワークの取り決め

このセッションでのホームワークには，ワークブックの該当章と次回の

セッションで扱う章を読むこと，セルフモニタリングを始めること（セルフモニタリングを既に始めている場合には継続）が含まれるとよいでしょう。

セッションのまとめとフィードバック

患者さんに，その日の収穫と言える何らかのメッセージや役立ちそうなポイントについてまとめてもらいましょう。また患者さんがセッションの内容に対してネガティブな心の反応を経験したかどうか，確認しましょう。

検討すべき原則とポイント

繰り返しになりますが，これらの説明は基本的にお説教のように聞こえやすいところがあります。予測可能性についての概念は，不安の出来事の原因を探すことの重要性を示唆する形で導入しています。ワークブックの第2章で手短に触れたように，典型的にはこの章を第1章と対応させて用いることや，最初の治療セッションより前にセルフモニタリングを開始することがあります（最初の診断アセスメントの終わりにこの章のポイントをおさらいし，そのときに関連のある記録用紙を配付します。または，最初の治療セッションの前に電話でそれについて話し合い，関連するモニタリング用紙を送付するなどの方法を取る治療者もいます）。

ケース・スタディ

■症例1

患者さん：私は自分が不安になるような状況のほとんどを避けているので

すが，もし不安のレベルの高まりが認められなかったら何をセルフモニタリングしたらよいでしょうか？

治療者：差し当たっては，全体の不安のレベル，または平均はどのくらいなのかを記録するとよいでしょう。今避けているような状況に直面する練習を始めるときや，行っている安全確認の行動を我慢するときには，おそらく，あなたは不安が高まることがもっと増えることに気づくでしょう。そのときには，その不安が減る様子もモニターできるはずです。

■症例2

患者さん：不安を感じるたびに記録をしなくてはいけませんか？　もしそうだとしたら，常にモニタリング用紙を書くことになってしまいそうです。

治療者：「不安の記録」用紙は，はっきりと不安が高まるのを経験したとき，または心配事の主な焦点が変わったときだけ記録しましょう。「毎日の気分の記録」用紙には，常々感じている不安の度合いを，あなたの不安の平均値として記録しましょう。

患者さん：でも，朝から本当に不安を感じていて，一日中不安なままでいることがよくあります。ですから，「不安の記録」用紙には何を書いたらよいかまだよくわかりません。

治療者：ええと，一日の中で他の時間帯と比べて不安が大きくなったり少なくなったりすることはないということですか？

患者さん：そうですね，一日の終わりに仕事から帰るとき，他の時間帯よりも少しリラックスしているように感じます。そして，上司が私を探しているのに気づいたときに，私の不安は高まります。

治療者：それでは，あなたの不安は帰宅すると少し減るということですね。朝はどうですか？　仕事の準備をしている間，どこかの時点で不

安が高まることはありますか？

患者さん：私が起きたとき，最初は，ほとんど，疲れすぎていて心配できないという感じです。実際に不安が生じ始めるのはたいていシャワーの後ですね。

治療者：わかりました。そのような朝には，シャワー後から「不安の記録」を書き始めればよいでしょう。上司があなたを探している日は，不安が高まり始めたらすぐに別の「不安の記録」用紙に記録をしましょう。

患者さん：モニタリングや記録をすることでかえって不安が高まるのが心配なのですが。

治療者：あなたはいつも，自分の不安について考えるとさらに不安が高まるのが心配で，そのことを考えないようにしているのですか？

患者さん：はい。

治療者：そうですか。その場合，モニタリングは，自分を不安にさせることに対して意識を向けるのを促すことでもあり，あなたにとって曝露の練習にもなります。すべての曝露の練習と同様に，たぶん最初は不快に感じると思いますが，モニタリングを継続するにつれて徐々に慣れていくでしょう。モニタリングはあなたの不安を客観的に記録することが含まれているので，役に立つ戦略だと言えますよ。メカニズムを正しく理解することで，不安が高まるプロセスを変えやすくなるでしょう。

■症例3

患者さん：私はもう既にとても忙しいので，モニタリングをしたら，この猛烈に忙しいスケジュールにさらに負担を増やすことになり，余計にピリピリするだけだと思うのですが。

治療者：確かに，モニタリングには少し時間がかかるでしょう。でも，覚

えておくべき重要なことがいくつかあります。まず，プログラムのこの段階では，モニタリングには毎日数分しかかかりません。次に，たいてい，過剰な不安はパフォーマンスの効率を悪くし，邪魔をしてしまいます。あなたにも当てはまるようなことがありませんでしたか？

患者さん：あります，それが私がここに来た理由のひとつです。私はプロジェクトを完全なものにしようとして心配しすぎてしまうので，いつも他の同僚たちと比べて，仕事に2倍の時間がかかってしまいます。

治療者：そういうことでしたら，あなたには，モニタリングはその状況を変えるには必須だということをぜひ忘れないようにしていただきたいです。まず最初に不安やその原因を理解しなければ，不安に対する反応パターンを変えることはできません。意味がわかりますか？

患者さん：ええ。

治療者：以前私の患者さんだった方の中のお一人と，これに似た問題について話していたとき，彼女は自分が読んだ本の中から役に立った情報をメタファーとしてシェアしてくれました。そのメタファーでは，2人の木こりが登場します。1人目は自分のノルマを達成できるかどうかとても不安なため，木を1本切り倒すとすぐに次の木を切り始めます。反対に，2人目の木こりは木を切るのを止めて，のこぎりを研いだりオイルを塗ったりします。長い目で見ると，2人目の木こりのほうが1人目の木こりよりもたくさんの木を切り倒しました。このメタファーはあなたと何か関係があると思いますか？

患者さん：ええと，そうですね。モニタリングに時間を使うのは私のプログラムの大切な一部分であるということですね，つまり，言ってみるなら，それは止まってのこぎりを研ぎオイルを塗るということ。短期間ではそれは私のペースを落とすことかもしれないけれど，長期的に見たら私の不安を減らし，もっと効率よく仕事ができるようになるかもしれないということですね。

治療者：まさにその通りです。短期間，一日あたり数分を負担すること

は，長期的にはあなたの不安を減らすという利益につながるはずなのです．長期的に見ると，今あなたが費やす時間は，将来あなたの効率を良くするために役立つでしょう．最後になりますが，時間のプレッシャーは不安の問題を抱える方々にとってかなりの割合で共通する困り事なので，プログラムの後半の一部はタイムマネージメントに費やされています．

■症例4

治療者：では，今週あなたが書いてくださった「毎日の気分の記録」を見てみましょう．
　　まぁ！　とても不安の多い一週間だったようですね！　ほとんどの日に，全体的な不安（「一日全体の不安を平均すると」）と不安の最大値（「その日の中で最も高かった不安のレベル」）の両方を 100 と書いていますね．

患者さん：ええ，最近ずっとそんな感じだったんです．

治療者：わかりました．ではこの一週間のことを少し質問させてください．大変な一週間だったと思うのですが，その中の何日かが他の日と比べてとくにひどかったということはなかったですか？
　　（治療者は，患者さんが「毎日の気分の記録」を「いかに自分の具合が悪かったかを治療者にわかってもらいたくてそのように記載した」という仮説を立て，不安が少なかった時間があったかどうかを聞くのではなく，よりひどい時間があったかどうかを聞きます．そうすることで，患者さんはすぐに，気が進まないながらもよりリラックスしていた時間について話し始めるかもしれません）

患者さん：はい，妻のキョウコと私は月曜の夜に大ゲンカをして，その夜と火曜日のほとんど「私は良い夫ではなかった」と考えたり，キョウコが出ていってしまうのではないかと考え，普段よりももっと不安に

なりました。

治療者：それは大変でしたね。よくないケンカは大きな悩みの種になりえます。今，私があなたにお願いしたいのは，その月曜と火曜の不安の0から100までの評価が100であったと考えることです。いいですか？

患者さん：はい。

治療者：では，そうしたらキョウコさんと大ゲンカをして不安を100と記録した月曜と火曜の夜を念頭に置いて，昨夜や一昨夜のことに戻ってみましょう。さて，月曜の夜が100だとしたら，月曜の不安の最大値は100ですよね。月曜の早い時間帯はそこまで不安になっていなかったと思いますから，あなたの月曜の不安を一日全体で平均したら，どのくらいになると今は思いますか？

患者さん：そうですね，そういう見方をしたら，その日の残りは80くらい，ですから一日全体としては90になると思います。

治療者：素晴らしい。それでは，昨日はどうだったでしょうか？ もしあなたの火曜日の全体での不安が100だったとしたら，昨日は一日の平均はどのくらいだったと言えますか？

患者さん：ええと，月曜の夜までの時間帯と同じくらいだったので，80にしたいと思います。

◘ 毎日の気分の記録

それぞれの項目について，一日の終わりに下の 0 から 100 までのスケールを使って，あなたの気分を点数化しましょう。

```
0 --- 10 --- 20 --- 30 --- 40 --- 50 --- 60 --- 70 --- 80 --- 90 --- 100
```

全く不安を 軽度 中等度 重度 かなりひどい
感じない

日付	一日全体の不安を平均すると	その日の中で最も高かった不安のレベル（不安の最大値）	全体的な身体の緊張の度合い	一日のうちどのくらい不安で頭がいっぱいになってしまっていたか	頭痛
3/7（月）	100	100	65	75	50
3/8（火）	100	100	45	45	10
3/9（水）	60	90	70	70	65
3/10（木）	100	100	20	25	10
3/11（金）	100	100	50	55	30
3/12（土）	100	100	10	30	15
3/13（日）	100	100	30	40	20

図 5.1　「毎日の気分の記録」の患者記入例

◆ 不安の記録

日付：3/9（日）　　不安になり始めた時間（午前・㊙）　　5 時
　　　　　　　　　不安がおさまった時間（午前・㊙）　　9 時

最もつらかったときの不安を点数化しましょう（数字に丸をつける）

0 --- 10 --- 20 --- 30 --- 40 --- 50 ---㊿---70 --- 80 --- 90 --- 100

　全く不安を　　　軽度　　　　中等度　　　　重度　　　　かなりひどい
　感じない

> ワークブック
> 第**2**章
> に対応

下記の症状のうち，あなたが経験したものにチェックをつけましょう

　　　落ち着かない，緊張や興奮を感じる　　　✓
　　　疲れやすい　　　　　　　　　　　　　　＿＿
　　　集中力の低下，ぼーっとする　　　　　　✓
　　　イライラする　　　　　　　　　　　　　✓
　　　筋肉の緊張（肩こりなど）　　　　　　　＿＿
　　　睡眠障害　　　　　　　　　　　　　　　＿＿

「きっかけ」（不安を　　日曜の夜 ―― 明日からまた仕事だと思った
引き起こした出来事）

不安なときの思考　　やることがたくさんありすぎる，全部やり終えられるわけがない，
　　　　　　　　　きっと上司が怒るだろう

不安なときの行動　　別のことで頭がいっぱいになるようにテレビを見たけれど，そのま
　　　　　　　　　ま心配し続けてしまった

図 5.2 「不安の記録」の患者記入例

非典型的な例と問題となる反応

　患者さんの中にはモニタリング用紙を記入する時間もエネルギーもないと話す方がいるでしょう。もし時間やエネルギー不足が，根本的にモチベーションが低いことによる場合には，「患者さんの治療プログラムをやり遂げるための意欲が比較的低い」と見なすことは理にかなっているようです。そのような場合には，治療者は『動機づけ面接法』(*Motivational Interviewing*)（2002）＊に述べられている Miller と Rollnick のアプローチのテクニックを試してみるとよいかもしれません。そのアプローチでは，患者さんに重要な順に物事の価値をランク付けしてもらいます。そして治療者は患者さんの最も大切にしていることの価値と，不安，心配，回避，安全行動がどのように関連しているかを聞くのです。それから，治療者は患者さんに"意思決定のバランス"のエクササイズに取り組むよう伝えましょう。意思決定のバランスのエクササイズでは，患者さんは，最初に，左側のページに「プログラムに参加したくないと思う理由」をすべて記入します。次に，右側のページに「プログラムに参加したいと思う理由」をすべて記入します。治療者が患者さんの動機について振り返りをするときには，プログラムに参加したい理由から始め，参加したくない理由で終えることをお勧めします。ここで言いたいのは，もし患者さんが「はい，でも」というタイプの人だとすると，「でも」という言葉は治療者が結論づけようとしているポイントに向けての反論である傾向が強いので，「はい，でも」の後には参加したくない理由が続くことが多いでしょう。もしこれらのテクニックが，変化やプログラムへの参加の内的な動機を高めるという望ましい効果をもたらさない場合，治療者は「このような時間や努力を要する集中的な治療を行うのは今がベストな時期ではない」と，提案

＊訳者注：p.15 の訳者注を参照。

するのもよいでしょう。

　症例3のように，他には，「モニタリングという作業が不安を高めること」を恐れて患者さんが記録を回避してしまうというケースもあるでしょう。このような心配への対応としては，少なくとも最初は，更に不安になる可能性があることを知らせるべきですが，同時に，時が経つにつれその不安は減ることを強調するとよいでしょう。

　もし患者さんが，自身がどのように感じるのかを理解しているために定期的なモニタリングと記録は不必要だと考えている場合，不安が予期せず生じる，あるいはきっかけに気づかずに不安になることがあるかどうかを質問すると役に立ちます。もしそのようなことがある場合には，綿密なモニタリングが原因をつかむのに有効である可能性に注目すべきです。そのような不安のきっかけの典型例には，ニュースの報道や新聞の記事，友人の意見などが挙げられ，患者さんは後になってそれらを過剰に一般化してしまったり，自分に援用してしまったりします。どのような場合であっても，モニタリングの記録は，後で変化を分析するときの体系的かつ比較的客観的な根拠となります。加えて，過去の想起は，特に将来の不安を悪化させるような形で歪められてしまう可能性があるため，その程度を明らかにする根拠を繰り返し示す必要があるでしょう。

　最後になりますが，患者さんの中には理解が不十分であるがために，正しいフィードバックを継続的に行う必要やモニタリング方法について繰り返し説明する必要がある方もいるかもしれません。例えば，珍しいケースではありますが，過去にプログラムに取り組んできた患者さんの中に，「毎日の気分の記録」の全体的な不安（「一日全体の不安を平均すると」）のレベルを，不安の最大値（その日の中で最も高かった不安のレベル）よりも大きな数字で記載していた方がいました。また，「毎日の気分の記録」用紙を使い始めた最初の一週間，全体的な不安と，不安の最大値の両方を100と記録していた方もいました。そのようなケースでは，症例4のように，患者さんが，別の日，または一日の中の別の時間と比較してより

大きな不安を感じる時間がなかったかどうかを聞くのが有効です．もし患者さんが"最悪"の時間または日にちを同定することができるのであれば，治療者はそれを100と記録してアンカー・ポイントとして使うことや，そのアンカー・ポイントを念頭に置き，少なくともいくつかのそれ以外の時間帯を再評価し直すよう，患者さんに伝えるとよいでしょう．

第6章　不安の持つ役割，機能

ワークブック第3章のまとめ

> ワークブック
> 第3章
> に対応

- 不安は中等度であればパフォーマンスと適応能力の両方にとって役立つものだが，最適なレベルを超えるとパフォーマンスに悪い影響を与え始める可能性があるという，不安のディメンショナル・モデルについて

- 不安とパニックの状態は3つの基本的な反応システム，すなわち生理学的（身体的），認知的，行動的なシステムから成るという考え方の導入［これは不安障害（不安症）の発症に関する病因学的な説明ではなく，むしろ，不安の状態の現象学的な側面を説明することに焦点を当てたものです。生理学的な側面は中枢神経および自律神経系の興奮に基づいていると言われています。認知的な側面は危険や制御不能の知覚に関連する思考，信念，セルフ・ステートメント，またはイメージから成ります。行動的な側面は回避（先延ばしを含む），確認行為と安全行動，パフォーマンスの中断などとなって現れます］

- 不安や恐怖の生理学的な原理のモデルについて［交感神経，副交感神経の機能と，アドレナリン，ノルアドレナリンの分泌だけでなくそれらの身体機能への影響について記されています。特に，心血管系，呼吸器，筋肉への影響が強調されています。生理学的な経過については，警告反応への準備として話し合います。そういった準備は，本当に危険な状況下では，逃げるか闘うかのどちらかでなされる防衛的な

行動に対し身体を準備させるものとして，必要不可欠かつ適応的なものです．不安は警告反応への準備と関連がありますが，パニックはまさに警告反応，あるいは逃走か闘争か反応の状態とみなされます］

- 3つの反応要素が相互に影響し合い不安を増強・減弱させる状態の説明［認知，身体，行動の相互作用は，いつでもどんな感情の強さをも増大させたり減少させたりする原因となる可能性があることについて説明します］
- 3つの反応要素の間の相互関係の実例となるタイプについて［例えば，心配は身体の緊張，興奮と落ち着きのなさと結びついて仕事でのパフォーマンスを阻害し，それはさらなる心配や緊張を引き起こすこともあります．この例では，三要素は「正の強化」の循環で相互に作用しあって，全体的な感情の強度が上昇していきます．一方で，心配している思考が認められない状況で身体の緊張や覚醒があったとしても，同じような感情の高ぶりが生じる可能性は非常に低いでしょう］
- 3つの反応システムにおける反応の分類と不安または恐怖（パニック）状態としてのそれらの相互作用［恐怖は差し迫った脅威の知覚と，逃避や回避といった行動の傾向，急な身体の覚醒を伴います．不安はもう少し先の脅威についての知覚と，干渉または回避といった行動，そして，よりゆっくりとした身体の覚醒を伴います］
- 心配事の中で，最もよく話題となるテーマを再検討すること：健康，愛する人，仕事と学校，経済的問題，日々の雑用など

セッションの概要

- 簡潔なチェック
- アジェンダの取り決め
- 不安と恐怖の性質についての話し合いと復習
- 不安の三要素についての話し合い
- ホームワークの取り決め
- セッションのまとめとフィードバック

ワークブック第3章に対応

簡潔なチェック

この時間で，あいさつや患者さんの最近の状態についての報告，「不安の記録」用紙と「毎日の気分の記録」のモニタリング用紙の手短な振り返りを行い，前回のセッションで話し合ったその他のホームワークへの取り組みを簡潔に確認します。

アジェンダの取り決め

このセッションでのアジェンダの提案には，不安や恐怖の性質についての議論または再検討と，不安の要素についての議論，ホームワークについての話し合いが含まれているとよいでしょう。

不安と恐怖の性質についての話し合いと復習

不安と恐怖の性質について話し合いや復習をするとき，治療者は以下のポイントについて検討するとよいでしょう。

- 不安を分類して考えるのではなく，対照的に，不安はその規模や程度を考えるもの（ディメンショナル・モデル）であり，軽度から重度まで変化する可能性があるものです。患者さんに，いつどんなときにでも，体験する不安の強度はコントロールすることが可能な，あるプロセスの関数であると理解させることが重要です。したがって，治療にはそのプロセスを同定し，変えていくことが含まれます。
- 不安は"すべて悪いもの"ではないと患者さんに理解させることが非常に重要です。中等度の不安は，パフォーマンスに対してとても適応的で助けになるものであり，時には，生き延びるために必要なことさえあります。そのため，治療プログラムの目標は，すべての不安を取り除くことではなく，不安に根拠がないとき，または，不安が実際の脅威に対して不釣り合いとなっているときに，不安の表出を減らすことです。たとえすべての不安を取り除くことが可能であったとしても，そうすることは患者さんにとって最善とは言えないでしょう。
- 不安と恐怖（パニック）の区別について，この章で扱っています。パニックは，恐怖が差し迫っていると知覚されたときに生じる"逃走か闘争か反応"だと考えられます。不安は将来の危険に対する"逃走か闘争か反応"への"前もって行われる準備"と考えられています。患者さんは，恐怖と全般性不安それぞれの特徴的な反応の要素（身体，認知，行動）の正確な描写によって，恐怖と全般性不安を区別できるようになれると思われます。
- 不安な気分に伴う身体の感覚は，実際に生じている生理学的プロセスや変化によるものです。患者さんが体験する異常な感覚とそれらの身体的な原理，そういった身体感覚が生じることの価値には直接的なつながりがあると理解することが重要です。そこから，安全の感覚が導かれるのです。

不安の三要素についての話し合い

以下の3つのポイントについて，この話し合いで扱うとよいでしょう。

1. 不安とは，ほとんど制御できないとか，全く制御できないもの（制御不能であると知覚されるもの）ではなく，一連の反応から成るものです。我々は不安の反応（そしてすべての他の感情的な反応）を3つの要素（三要素）に分類しました：三要素とはすなわち，身体，認知，行動です。患者さんは最近のまたは特定の記憶に残る不安のエピソードに焦点を当て，治療者に指導を受けながら「不安の三要素」の用紙を埋めていくとよいでしょう。
2. 不安は一連の反応から成るものだという理解を深めるため，異なる要素がそれぞれに"勢いを与える"ということを強調します。例えば，不安な思考は身体の覚醒度を増大させ，それは行動を阻害します。行動が阻害されること（仕事に集中できないなど）はさらなる心配（職場でのパフォーマンスや評価への心配）の原因となります。それゆえに，プログラムの大部分はその要素同士の反応を"遮断"できるようになるためのものです。つまり，自分の心配は根拠のないものだと学ぶことが，不安や緊張の高まる出来事を制御する助けとなり，別の心配の種となる行動への干渉を減らすことで，心配になる頻度を減らすこともできるのです。
3. 患者さんが，より早期に不安の増大と一連の反応の初期段階に気づくことが有効だという考えを持ち続けられるようにするとともに，一連の不安の反応を分解して三要素に分類することや，これらの反応の順序について考えることができるように促しましょう。「不安の一連の出来事」（最近経験した不安のエピソードにおける不安の三要素）用紙は，患者さんが三要素同士の相互作用についての考えを分類するように作られており，「正の強化」のできるだけ早い段

◘ **不安の三要素**	
主な身体の症状	足のソワソワと緊張
	胃のむかつき
	特に頭と首のあたりの筋肉の緊張
主な思考・イメージ	仕事でミスをする,職を失う
	やるべきことが終わらない
	家族の将来が心配
主な行動	同僚や家族に対してイライラする
	大きな仕事を始めることを先延ばしにする
	自分の仕事を何度も確認する

図 6.1 「不安の三要素」用紙の患者記入例

階に,不安のスパイラルを同定できるようになっています。セッション中は,患者さんに用紙に記入してもらいながら,治療者が指導する形で,「不安の一連の出来事」の用紙を一緒に使いましょう。

ホームワークの取り決め

　このセッションでのホームワークには,ワークブックの該当章と次のセッションで扱う章を読むこと,「不安の記録」用紙の記録,「毎日の気分の記録」用紙の記録の継続,「不安の三要素」用紙の記録,そして,「不安の記録」用紙に記載されたそれぞれの出来事に対し「不安の一連の出来事」(最近経験した不安のエピソードにおける不安の三要素)を書き出すこと(少なくともいくつかの出来事について)が含まれているとよいでしょう。

セッションのまとめとフィードバック

　患者さんに，その日の収穫と言える何らかのメッセージや役立ちそうなポイントについてまとめてもらいましょう。また患者さんがセッションの内容に対してネガティブな心の反応を経験したかどうか，確認しましょう。

検討すべき原則とポイント

　もう一度説明しますと，この章は基本的には教則的なところがあり（しかし，ソクラテス式の方法を用い続ける試みを忘れないこともう一度お伝えしておきます），不安が予測可能かどうか，制御可能かどうかについての，気づきを促すものです。不安が増大するプロセスを検討するときには，予測可能かどうかをターゲットにします。不安の三要素の相互作用を断つことで不安を減らす方法を検討する場合には，可制御性をターゲットとします。

　不安や恐怖を記述，分析するための3つの要素の反応の仕組みのモデルは Peter Lang（1968），Stanley Rachman（1990）（Zinbarg, 1998 も参照）の研究に基づいています。MAW プログラムには，不安と恐怖は三要素のどれか1つの反応によって引き起こされる可能性があるという，暗黙の了解があります。つまり，1つの仕組みで反応が存在すると他の仕組みでも反応を生じるというふうに，3つの反応の仕組みの間の回路は時とともに様々な程度に発展します。

　患者さんに，体系的に自分の経験を記録し，時が経つにつれ明らかになった不安の体験の流れを分析することを促してください。同様のセルフモニタリングは，背景のメカニズムは不明ではありますが，それ自体に治療的な効果があるということが証明されています。これらのメカニズムには，将来の出来事に対する予測を高めてしまう回顧的な記憶のバイアスを

減らすことと，可制御性と予測可能性の認識を高める内容が含まれています。

ケース・スタディ

■症例1

患者さん：私は時々不安になりすぎておかしくなるのではないかと心配になります。みなさん，そうなのですか？

治療者：多くの人たちが高いレベルの不安を経験すると「自分はおかしくなってしまうのではないか」と考えます。精神病といわれるような重症の精神障害を引き合いに出される方も多いです。精神病がどの程度生じる可能性のあるものなのか，見てみましょう。精神病は思考や会話がつながらないこと，さらには妄想や奇異な信念などの道理にかなっていない会話，幻覚などの症状を特徴とします。奇異な信念の例としては「外的な空間にいるなんらかの存在によって自分の思考がコントロールされている」といったものがあり，幻覚とは「誰もその場にいないのに声が聞こえる」といったものを指します。

精神病には強い家族性があり，遺伝的なものが根底にあるため特定の割合の人だけが発症する可能性を持ち，それ以外の人々はストレスが全くない状況で発症することは稀だと言われています。その他の重要なポイントとしては，精神病症状を呈する疾患で最も一般的な形である統合失調症を患っている方たちは通常，人生のほとんどの時期にわたり，ある程度の軽い症状（異常な思考や大げさな喋り方など）を呈するようです。このような症状が認められず，家族に精神病の方がいないのであれば，あなたが統合失調症患者になる可能性は非常に低いでしょう。統合失調症は10代後半から20代前半に多く発症するため，特にあなたが25歳以上であるとしたらなおさらです。最後に

りますが，臨床心理士や精神科医と面接をしたことがあるとしたら，ご自分が統合失調症になりそうかどうか，これまではっきりとおわかりになっていると思います。

■症例2

患者さん：何か悪いことが起こるかもしれないと考えることで不安が生じるということは理解できます。でも何も考えていないときでさえ不安になるのはどうしてですか？

治療者：あなたが経験しているのはネガティブな自動思考の特徴で，それであなたが心配していることに気づいていないときでも不安が生じる理由を説明できると思われます。私がネガティブな思考を話題にするときに"自動"という言葉を使いますが，私が何を言っているのかわかりますか？

患者さん：私の頭に浮かんだのは，あなたがおっしゃっているのは，私にとって癖になってしまっている物事の考え方なのではないか，ということです。

治療者：その通りです。その癖の特徴はどんなものだと思いますか？

患者さん：えーと，私が考えたくないと思っているときでさえ，考えてしまうようなことでしょうか？

治療者：はい，それも私が考えていることの一部です。同時に"自動"というのは，おそらく過去に同じ考えを何度も経験したために意識の上では気づかずに考えてしまっていることを意味します。例えば，あなたが私のオフィスに入ってきたとき，「あ，あれは椅子だ。椅子は座るためのもの。そこに座るのかな？」といったことを考えていることに気づきましたか？

患者さん：いいえ，もちろん気づいていませんでした。私はただ椅子を見て座っただけでした。

治療者：その通り。でも，それはあなたの脳が状況を分析しておらず，椅子を「座るためのものだ」と認識していないとか，あなたの足や筋肉に適切な命令を出していない，ということなのでしょうか？　あるいは，おそらく，あなたが椅子を見たり座ったりする経験をしてきたために，あなたの脳は椅子に意味を割り当てたり，座るものだという目的を与えたりということを今でも無意識に（自動的に）行っていて，今日のセッションにどんなアジェンダを加えるか，といった別のことに注意を向けられるようにしているのではないでしょうか？

患者さん：あなたの言う通り，私の脳は私が気づかないところで今も働いているというのは理解しやすいですね。すると，気づいていなくても，私は無意識に（自動的に）何かを心配しているかもしれないということですか？

治療者：その通りです。次の2，3セッションの間，自動思考についてより詳しく話し合う予定です。今日のところは，普段不安が高まるときにみられる反応の三要素を理解することに意識を集中するところに戻りましょうか？

■症例3

患者さん：もし不安が適応的な反応だとしたら，私たちはどうして集中できないのでしょうか？　集中できなくなることの適応的な価値とは何なのですか？

治療者：生き残るためには必ずしも症状が適応的である必要はなく，その症状の背景にある過程が大切となります。覚醒の副産物として，様々な感覚や反応を経験することがあるでしょう。集中することが難しいというのは，脅威の兆候があるか周囲を観察して確認しようとする私たちの性向の副産物で，不安なときは目の前のことに集中できなくなってしまうのです。同様に，脅威への反応の準備の一部として筋肉に

血液をより効果的に送るために心臓がドキドキするのも，心血管系の働きの亢進がもたらす副産物です。実際に危険な状況では，これらの感覚に注意を向けることはないかもしれません。例えば，あなたが職場または家で，あるプロジェクトに深く没頭しているときに，ラジオから突然，「数時間後に竜巻と洪水の可能性がある」という警告が聞こえてきたとしましょう。あなたは，不安が嵐への準備に意識を向けさせ，それまでやっていたプロジェクトへの集中が阻害されたという事実に苦痛を感じることはあまりないでしょう。一方，本物の脅威が存在しないときに不安を感じると，あなたは目の前のやるべきことに集中できなくなったと認識し，苦痛を感じやすくなります。さらに，集中困難などのあなたが苦痛だと感じる何かの症状があると，あなたの不安は増強され，症状が悪化する可能性があります。

非典型的な例と問題となる反応

多くの場合，患者さんは三要素の間の相互作用を理解しますし，その理解は信頼に足るものと思われます。しかし，時々，特定の脅威を意識して認識していないと，このモデルを自身の体験に当てはめることが難しいことがあるようです。これらのケースでは，反応の仕組みの中の相互作用ははっきりとした自覚がある状況のみで起こるのではなく，症例2のように，知覚的または自動的に生じることもあるという説明が役立ちます（以下，自動性）。そのような"自動的な"影響とは，その人が何を心配しているのか自分で気づいていなくても不安になる可能性があることを意味します。自動思考の概念はワークブックの第6章に詳しく説明されています。本書の第9章（ワークブックの第6章に該当）で，いくつかの例や，治療者が患者さんに自動性や自動思考が気分に与える影響を体験させることができる「行動実験」を扱います。自動思考について疑問に思っている患者さんには，その疑問にはすべてのプログラムの効果を損なわせる強い

危険性があるため，治療が第9章（ワークブックの第6章）まで進むのを待たずに，これら「行動実験」が有効な例を今の段階で扱うとよいでしょう。

　セッションの際には不安の三要素やその連続性の議論の主なポイントを理解していても，家で混乱してしまい，「不安の三要素」の用紙や「不安の一連の出来事」（最近経験した不安のエピソードにおける不安の三要素）の用紙を自分で書くことが難しいという患者さんもいるかもしれません。このような状況が起こる頻度を最小限にするため，これらの記録用紙（今後導入されるその他のすべての記録用紙についても）をセッション中に治療者の指導のもと記入することをお勧めします。

第7章 GADをもう少し詳しく知る

ワークブック第4章のまとめ

- 以下の特徴を持つ過剰な不安や心配のモデルについて［遺伝性のある全般的な過敏さあるいは情動性，世の中を他の人が思うよりも危険な場所だととらえる傾向，「自分は悪い出来事を制御する能力が低い」と感じさせてしまう信念やライフイベントの存在，ある特定の時点で不安の問題が発展するきっかけとなるストレッサーの存在を説明します］

- 不安が一度高まった場合にそれを持続させる，以下の内容を含めたいくつかの要素の描写について［問題を効果的に解決する力を阻む感情の興奮状態，心配することが将来の悪い出来事を減らすという信念，悪い出来事を想像することを抑制したり阻もうとしたりする試み，行動面での過剰な用心深さ，について］

- 主な治療要素の一つ一つと主要な反応要素それぞれとの関係についての議論を含むトレーニングプログラムの基本原則について［治療での認知的な側面は，不安を煽るような誤った解釈とネガティブに偏った思考様式をターゲットとしています。身体的な側面は生理学的な興奮を直接減らすよう考えられています。行動科学的な曝露は，危険が予測される場面での回避や確認行動を妨げるよう作られています。想像曝露は気逸らしや認知的な回避，そしてイメージによる完全な感情体験を妨げてしまうような心配事をターゲットとしています。問題解決

> ワークブック
> 第4章
> に対応

とタイムマネージメントの要素は不安を増強させる現実的なストレッサーを効果的に扱う計画を立てるのに役立つよう考えられています］

セッションの概要

- 簡潔なチェック
- アジェンダの取り決め
- 過剰な不安や心配の病因について検討する
- 過剰な不安や心配を持続させる要素についての話し合い
- MAW プログラムの基本原則の確認
- ホームワークの取り決め
- セッションのまとめとフィードバック

簡潔なチェック

　この時間で，あいさつや患者さんの最近の状態についての報告，「不安の記録」用紙と「毎日の気分の記録」のモニタリング用紙の手短な振り返りを行い，前回のセッションで話し合ったその他のホームワークへの取り組みを簡潔に確認します。

アジェンダの取り決め

　このセッションでのアジェンダの提案には，過剰な不安や心配を持続させる要素，治療プログラムの基本原則，ホームワークについての話し合いが含まれているとよいでしょう。

過剰な不安や心配の病因について検討する

　過剰な不安や心配の病因について議論するとき，治療者は以下のリストの内容を説明しましょう。

- 過剰な不安や心配の背景にある遺伝的な特性の役割について。生まれながらに，あるいは遺伝的に，物事全般に対して生理学的な過敏さを持つ方々がいます。入手可能な範囲の研究文献によると，高いレベルの生理学的な覚醒や不安定性は不安障害（不安症）への脆弱性の原因となるようです。
- 遺伝的な物事全般への過敏性に加えて，その他に主要な3つの病因学的な要素が考えられます。（1）脅威があたかも絶えず存在するかのように考える傾向，（2）人生における，悪い出来事をコントロールできなかった経験，（3）ストレスフルな出来事
- 例えば，社会的なサポートシステムの質といった心理学的な要素に加えて，これら4つの要素が過剰な不安の最初の始まりの原因となり互いに干渉し合っていると考えられています。また，素質が存在するからといって確実に本格的な障害を引き起こすわけではないことを患者さんに理解させることも重要です。

ワークブック
第4章
に対応

過剰な不安や心配を持続させる要素についての話し合い

　過剰な不安や心配を持続させる要素について話し合うとき，以下の6つのことを検討するとよいでしょう。

1. パフォーマンスや問題解決を阻害する，ある程度のレベルよりも強い不安について
2. 脅威に関する情報処理の過程を偏らせる，注意や解釈のバイアスに

について
3. 不安の"連鎖"：1つの心配事が次の心配事にあっという間に移行してしまうため，どの心配事に対しても客観的な評価ができないこと
4. 感情と認知のつながりが，比較的自動的に行われていること
5. 心配することが常に将来悪い出来事が起こる確率を減らしてくれているという信念
6. 認知的回避，または気逸らしの戦略

これらの要素はそれぞれ変化しやすいものであり，不安の悪循環は断ち切ることができると患者さんが理解していることも重要です。実際，これらのプロセスのそれぞれが，MAWプログラムの治療内容のターゲットとされています。

MAWプログラムの基本原則の確認

　過剰な不安や心配について議論するときに，MAWプログラムの各部分で前述の6つの要素がターゲットとされていることを，治療者は注意深く指摘するとよいでしょう。

ホームワークの取り決め

　このセッションでのホームワークには，ワークブックの第4章を何度か読み直すこと，次回のセッションで扱う章を読むこと，「不安の記録」用紙の記録と「毎日の気分の記録」用紙の記録の継続が含まれているとよいでしょう。

セッションのまとめとフィードバック

　患者さんに，その日の収穫と言える何らかのメッセージや役立ちそうなポイントについてまとめてもらいましょう。また患者さんがセッションの内容に対してネガティブな心の反応を経験したかどうか，確認しましょう。

検討すべき原則とポイント

　ワークブックの第4章は主に治療の方向性を教える内容であり（しかし，もう一度言いますが，ソクラテス式の方法を用い続ける試みを忘れないでください），この治療の安全性を理解してもらうためのものです。他者が危険を感じていない状況で脅威を誤って解釈することをターゲットとした情報が提供されます。患者さんは過剰な不安や心配のモデルについての説明を何度も読み，自分たちが経験していることを代表的なモデルに落とし込まなければなりません。このように，このセッションは患者さんの持っている既存の知識を修正することから成り，現時点では特定のエクササイズは導入されません。

> ワークブック
> 第**4**章
> に対応

ケース・スタディ

■症例1

患者さん：生理学的に過敏であるというのは，私が常に他の人よりも不安を抱えているという意味ですか？

治療者：生理学的な過敏さや不安定さというのは不安や恐怖と等しいとみなされるべきではないことを頭に置いておいてください。不安と恐怖は単純な生理学的な覚醒しやすさ以上のものが存在する状態です。過

剰な恐怖や不安には，覚醒に加えて，特定の人生の経験，あなたの物事の考え方や情報処理の仕方といった要素が関係しているようです。ですから，生理学的な過敏さはあなたが不安の問題を抱えていなくても存在する可能性があります。例えば，あなたが不安や心配を問題だと考えていなかった頃のことを思い出せますか？　もしできるとしたら，それは今のあなたとは明らかに違うでしょう。しかし，あなたの生理学的な過敏さはたぶんずっと，ある程度存在していたのではないかと考えられるのです。

■症例2

患者さん：遺伝的な要素というのは，私の子どもが将来不安障害（不安症）になることを示唆しているのですか？

治療者：不安障害（不安症）は家族内で遺伝することがわかっています。これは両親が不安障害（不安症）に罹患していたら，その子どもは不安障害（不安症）を発症する可能性が多少高いことを示します。しかし，単に不安障害（不安症）を経験している家族がいるということだけで不安の問題が確実に"伝達"されるというわけではないことを強調させてください。不安はただ遺伝的な要素だけが原因で生じるのではありません。実際，それは全体像の中の一部にすぎません。その代わりに，いくつかのケースでは，不安障害（不安症）の家系特有のパターンは，その家庭で育つ間に何を学習したかと関係しているようです。どのようなケースにおいても，不安の問題を抱えた家族を持つ子どもの大多数は，不安障害（不安症）を発症していません。

■症例3

患者さん：あのー，私は緊張や心配が自分にとって問題ではなかった頃の

ことを思い出すことができないのです。生まれてこの方ずっと心配性なのです。ですから私を問題に陥らせた特定のストレスをはっきりと示して話すことはできないと思います。何がそもそもの原因だったかを明確にすることができたら、過剰な不安をコントロールする方法を身につけられると思いますか？

治療者：実際，このプログラムを効果的に行うためにあなたの不安の問題のそもそもの原因を"知る"必要はないと思います。過剰な不安や心配の最初のきっかけとなる要因はそれらを持続させる要素とは異なります。例えば，不安や心配の問題を夫婦間のトラブル中に経験した方の中には，夫婦間の問題が解決した後も過剰な不安が持続する方がいます。また，不安の問題のそもそもの原因を特定することができなかったにもかかわらず，このプログラムや類似のものの効果を得られる方々もたくさんいます。

ワークブック 第4章 に対応

■症例4

患者さん：なぜ悪いイメージから気を逸らすことが私の不安の問題の一因となっていると言われたのかわかりません。自分で気を紛らわせるのは自分を安心させることができる数少ない方法のうちのひとつだと感じているのですが。

治療者：確かに，気逸らしは不安を瞬時に和らげてくれます。気逸らしが結局のところ不安を維持してしまうことになるというのは，長期的な効果を見たときの話です。このようにお話しする理由は2つあります。1つ目は，不安になるようなイメージを頭に思い浮かべなければ，それに対峙することや，客観的かつ徹底的に評価することは不可能だからです。2つ目に，イメージすることや考えることを我慢するのは，ただそれを強めてしまうだけだからです。ことわざで，もし私があなたの頭に銃を突きつけて「白い象のこと（やっかいなこと）を

考えるな，さもないと引き金を引くぞ」*と言ったらどうなるか，という話を聞いたことがありませんか？

患者さん：あります。その白い象のこと（そのやっかいなこと）を考えないようにしようとすればするほど，考えてしまうんですよね。

治療者：その通りです，そしてこれは心配事についても同じなのです。あなたが不安になるイメージをしないよう我慢するのは，私があなたの頭に銃を突きつけて「心配するな，さもなければ引き金を引くぞ」と言っているのと同じような状況です。あなたは一時的には気を紛らわせることに成功するかもしれません。でも，将来，気逸らしをしない場合よりももっとその悪いイメージが浮かびやすくなり，過去に客観的な評価をしなかったことが原因でその悪いイメージがただ不安を誘発するだけの存在になってしまうことが予想されます。おわかりいただけますか？

患者さん：私もそう思います。これまでこのことについてそういった考え方をしたことがありませんでした。

■症例5

患者さん：たぶん私は世の中をあるがままに見ていると思います。ただニュースの報道を見ているだけでも，毎日ひどい出来事があるでしょう，それで私の具合は悪くなるんです。

---

*訳者注：原著では，"Don't think about a white elephant, or else I'll pull the trigger." となっていますが，この "white elephant" とは動物を含んだ英語の慣用表現で，「やっかいなもの」という意味です。その昔，タイの国王は気にくわない部下に対して白い象を贈ったという話があります。象は，飼育にお金がかかりますが，タイでは白い象は神聖なものでぞんざいに扱うことができないためずっと飼い続けるしかなく，そのうち贈られた方は身を滅ぼしてしまうからです。このため，"white elephant" という表現は，「やっかいなもの」という意味で使われます。

治療者：確かに，時々悪い出来事が起こることは否定しません。このプログラムはポジティブに考える力や悪い出来事は起こらないと自分に言い聞かせる力について扱うものではありません。むしろ，このプログラムの目標は現実的な考え方をすることなのです。現実的な考え方には，現実的で役に立つ不安と過剰で根拠のない不安を区別することを学び，過剰な不安を減らすことが含まれています。では，私からあなたへの質問です。これまで何か悪いことが起こると予測していたのに，それが起こらなかったことはありましたか？

患者さん：ええ，あったと思います。最近，上司が私に会いたかったというメッセージを残していたことがありました。私は，彼が私をガミガミと叱り，クビにするのではないかと思いました。このところ新聞で解雇された人々のレポートを読んで，本当にそのことが心配だったのです。でも，上司はただ私に取り組ませたい新しいプロジェクトの説明をしてほしかっただけでした。

治療者：では，その出来事では，あなたは現実よりもその状況を危険だと見なしていたということに同意していただけますか？

患者さん：あのときは，そうでした。でも，私が心配するのには十分な理由があると言えるような場合もたくさんありました。

治療者：では，私たちの課題はあなたの心配事をとても詳細に見ていき，客観的な方法でそれを評価し，どれが妥当で，どれが修正を必要とする過剰なものかを決めることとなります。いいでしょうか？

患者さん：はい。

非典型的な例と問題となる反応

時々，患者さんが「あまりにも長期にわたり心配している，でも，自分の心配事が現実になるとは思っていない」と話すことがあります（例：クビになることや，家が汚いことを義理の両親または友人から批判されるこ

と)．しかし，彼らはそれでもとても緊張し不安になっています。これらのケースでは，患者さんがこれらの心配事が現実になるのを防ぐためになんらかの行動をとっていないかどうか，評価することが大切です（ワークブックの第9章と本書の第12章を参照してください）。もしそうであれば，もしそれらの行動をやめたら何が起こると思うのかを質問することで，彼らが「リラックスしたり気を緩めたりしたら心配事が現実になるのではないか」という懸念を感じていることへの再認識を促してくれることが多いです。

GAD の患者さんははっきりとした回避行動をとっていることがありますが，そうでない人もいます。患者さんがはっきりとした回避行動をとっていない場合には，隠れた回避や安全行動を注意深く見極めなくてはなりません。

第8章　リラックスするための方法

ワークブック第5章のまとめ

- GADにおける緊張の重要な役割を思い出してもらうこと［全般化した緊張と生理学的な身体感覚は，不安や心配によって生じること，一方で不安や心配にも影響すること，認知の状態依存性と時が経つにつれて進展する自動的な気分と認知の関係について触れます］
- プログラムに組み込まれているリラクゼーションのトレーニングの基本原則について［リラックスする方法を学び，全般化した緊張や覚醒の要素を直接ターゲットとします。加えて，上記の認知の状態依存性と時が経つにつれて進展する自動的な気分と認知の関係から，リラクゼーションは心配の頻度や強さを間接的に減らすと言えるでしょう］　**ワークブック第5章に対応**
- エクササイズの長さについての説明［リラクゼーションのトレーニングはそれぞれの段階を習得するたびに短くなっていきます。最初は，約30分かかりますが，徐々にワンステップで行う方法へと進んでいきます。ワンステップでリラックスする方法はほぼどのような場所でも行うことができ，不安になりそうになったときにすぐ応用すると，そのプロセスを阻むことができます。長い，30分のバージョンの方法は，一日の中で高まった緊張をその日の終わりに和らげるのにとても効果的です］
- リラクゼーションのトレーニングの身体面，精神面の要素についての議論［身体的な要素は，特定の筋肉のグループをまず緊張させ，次に

解放する（弛緩する）ことから成ります。緊張させることは，振り子のようにある程度のはずみを与えリラクゼーションを容易にすると考えられています。その上，この方法は緊張とリラックスした状態の感覚の違いを認識することを学ぶ良い機会となります。緊張のわずかなサインを同定する技術を習得すると，不安や緊張のサイクルを早い段階で遮る力を強化できます。メンタルの要素は，筋肉を緊張，解放（弛緩）させた結果として体験される身体感覚に意識を集中させることから成ります。この感覚への集中は，煩わしい思考をコントロールする力を養うのに役立ちます。また，その集中によって深いリラクゼーションの体験をより詳細に心に残すこと（心的表象）が可能になります。そしてそれはリラクゼーションのトレーニングの最終段階であるリコール・リラクゼーション法を行うときに役に立ちます］

- 16個の筋肉のグループから始まり8個の筋肉のグループへと進むJacobsonの漸進的筋弛緩法（PMR）の説明［8つの筋肉のグループの方法は，いくつかの筋肉のグループをまとめて行うこと以外は16個の筋肉のグループの方法とまったく同じです］
- リラクゼーションのトレーニングの詳述

セッションの概要

- 簡潔なチェック
- アジェンダの取り決め
- 漸進的筋弛緩法のトレーニングの導入
- ホームワークの取り決め
- セッションのまとめとフィードバック

簡潔なチェック

この時間で，あいさつや患者さんの最近の状態についての報告，「不安の記録」用紙と「毎日の気分の記録」のモニタリング用紙の手短な振り返りや質疑応答を行い，ワークブックの第4章や前回のセッションで話し合ったその他のホームワークへの取り組みを簡潔に確認します。

アジェンダの取り決め

このセッションでのアジェンダの提案には，漸進的筋弛緩法のトレーニングと，ホームワークについての話し合いが含まれているとよいでしょう。

漸進的筋弛緩法のトレーニングの導入

ワークブック
第5章
に対応

漸進的筋弛緩法のモジュールの導入では，以下のリストの内容を説明するとよいでしょう。

- 緊張は不安と心配のサイクルにおいて，ストレスに対処するための準備の状態を示し，重要な役割を担っています。
- リラクゼーションは練習を要するスキルです。つまり，患者さんはこのエクササイズを"魔法の治療法"と考えるべきではありません。
- リラクゼーションのトレーニングは緊張の高まりの最初のサインを同定する力を伸ばし，身体的な覚醒や緊張を減らすことを意図するものです。また，間接的に心配の強さや頻度も減らしてくれます。このような効果は特に，患者さんが緊張の初期兆候を同定する力が改善し，不安体験の最も早期の段階でリラクゼーションのスキルと認知的なコーピングスキル（次章で説明）の両方を応用できたときに可能となる

でしょう。

- リラクゼーションを目的としたメソッドはたくさんあります。もし患者さんが既に効果的で，どこでもできる方法を見つけているのであれば，ワークブックにある Jacobson の漸進的筋弛緩法ではなくそちらの方法を使い続けることにしてもよいでしょう。もし患者さんが過去に Jacobson の漸進的筋弛緩法を試み，良い結果が出なかったとしても，それは必ずしもこの方法が今は役に立たないということを意味しているわけではありません。患者さんが行っていた方法の中でエクササイズの効果を低めている要素を，治療者と一緒に特定することができるかもしれません。そのような要素の一例として，「リラックスしなくちゃいけない，さもないと……」というふうにプレッシャーや切迫感の中でテクニックを行っていることが挙げられます。

- はじめのうちは，リラクゼーションのエクササイズは比較的長く，セッションにおいて 16 個の筋肉のグループの方法を導入する際には 30 ～ 40 分かかり，その後，実施するときには 20 ～ 30 分かかります。そのため，多くの場面で応用することは難しいかもしれません。しかし，エクササイズは徐々に，どこでもできるよう，日常の様々な場面での幅広い応用が可能となるように修正されていきます。MAW プログラムの主な要素についての我々の最近の研究では，16 個の筋肉のグループからではなく 8 個の筋肉のグループからスタートすることとしました（概略はワークブック p.69-72，77-78 を参照）。少なくとも一週間で 8 個の筋肉のグループにするようにした目的は，どこでも行うことができるワンステップのリラクゼーション法にたどり着くまでの所要時間を短くするためです。我々の計画は，最初の 8 個の筋肉のグループへの反応が十分に得られなかった患者さんには 16 個の筋肉のグループに戻っていただくというものでした。実際，18 人中たった 1 人の患者さんだけが 8 個の筋肉のグループの方法を行った後も緊張が残っていると報告し，そして，その患者さんは家で 8 個ではなく

16個の筋肉のグループの方法を始めるように指導されました。

- 最初は，邪魔をされない環境でエクササイズの練習をすることが役に立つでしょう。そして，日常の様々な場面でより幅広く応用することができるよう，再び，より気が散るような環境で練習を行うようにしていきます。実際に，我々は最近，つらいときでもエクササイズに集中する能力を高められるように，練習の最終段階で，気を散らす方法の代わりに疼痛刺激を利用するように勧めています（母親に自然分娩の準備をさせるためにたくさんの教育プログラムがなされるのと同様にトレーニングを積むということです）。これはパートナーや家族，身近な友達に身体のつぼを強く押してもらうことで行っています。もしくは，患者さんが自分自身で安全ピンを耳に当てるという方法でもよいでしょう。

ホームワークの取り決め

このセッションでのホームワークには，ワークブックの該当章と次回のセッションで扱う章を読むこと，「不安の記録」用紙の記録，「毎日の気分の記録」用紙の記録の継続，そして漸進的筋弛緩法のエクササイズの練習（患者さんが1日2回，漸進的筋弛緩法を練習するのが理想的です）が含まれているとよいでしょう。

> ワークブック
> **第5章**
> に対応

セッションのまとめとフィードバック

患者さんに，その日の収穫と言える何らかのメッセージや役立ちそうなポイントについてまとめてもらいましょう。また患者さんがセッションの内容に対してネガティブな心の反応を経験したかどうか，確認しましょう。

検討すべき原則とポイント

　このセッションは教則的な説明と参加者の手本となる内容を含んでいます。身体的なコントロールのデモンストレーションで，コントロール可能かどうかの解釈の概念にアプローチします。リラクゼーション法は，不安な思考への直接的な曝露や，確認行為や安全行動への反応妨害法とは異なり，不安のマネージメントスキルを提供するよう作られています。

　患者さんが緊張と不安の感覚だけに意識を集中し続けることが困難なのは避けられないことです。なぜなら，エクササイズとは無関係な心配事やその他の思考などが生じやすいからです。これは特に，リラクゼーションのトレーニングの最初の段階で当てはまります。患者さんがこのような不可避的状況に対し準備をしておくこと，これらの思考が通り過ぎるのを待つこと，そして心配事や思考を取り除こうと奮闘するのではなく，再びエクササイズに集中するのを勧めることが大切です。やっかいなことについて考えないようにしている人に何が起こるか，という有名な例え話*を引用するのも役に立つでしょう。つまり，患者さんがやっかいな思考を取り除こうとすればするほど，その思考は強まってしまうということです。

　また，参加者の中で，特にパニック症状も経験している方は，リラクゼーションのエクササイズが不安を誘発すると思うかもしれません。これは筋肉を緊張させることに集中することから生じてくる，あるいはコントロールを失う恐れから生じてくるのかもしれません。リラクゼーションで筋肉を弛緩させることとコントロールを失うことを同等と見なしている結果かもしれません。

＊訳者注：p.104 の「白い象」の例えと訳者注を参照。

ケース・スタディ

■症例1

患者さん：不安になったらすぐにリラクゼーションのエクササイズを使ってみるべきですか？

治療者：現時点で最も大切なのは，シンプルに，リラクゼーションのエクササイズの方法を学ぶことです。比較的短い時間の中でリラックスできる自信がついたら，不安を誘発しそうな状況に対処するテクニックとしてリラクゼーション法を応用することができます。

■症例2

患者さん：リラクゼーションのエクササイズの中で筋肉を緊張させるときに何か注意したほうがよいことはありますか？

治療者：はい，いくつか一般的な注意事項があります。エクササイズ中に目をぎゅっと閉じていただきますので，もしあなたがコンタクトレンズを使っているとしたら始める前に外すのがベストでしょう。もし腰痛をお持ちでしたら，腰のあたりにサポーターなどをつけるのは良い案です。顎関節症または顎のまわりに痛みがあるようでしたら，そのあたりの筋肉を緊張させるのはやめておくほうがよいでしょう。別の言い方をすると「痛みを生じるようなことはしない」ということを覚えておくことが大切です。

> ワークブック
> **第5章**
> に対応

■症例3

患者さん：もし意識を集中させリラックスしようとするときにやっかいな

考えが頭の中をグルグルしてしまったらどうしたらよいですか？

治療者：それをどうにかしようとしないことです。ただそれらが過ぎゆくのを待ちましょう。気が散るような思考は風に流されていく空の雲のようなものだとイメージして，風が吹くたびに様々な速さで動くものだと思えばよいでしょう。邪魔な考えが通り過ぎていったら，あなたの注意を再び身体の感覚に向けるのです。練習することでエクササイズへの集中力は増していくことでしょう。

■症例 4

患者さん：なぜリラクゼーションのエクササイズ中に，筋肉を緊張させなくてはならないのですか？　緊張するとどんな感じになるのか，もうわかっています。

治療者：緊張させる理由は 2 つあります。最初に，緊張とリラックスは振り子のようなものだとイメージしてください。振り子をある方向に引き上げれば上げるほど，手を離したときに反対側により大きく振れやすくなりますよね。ですから，緊張を解くことはよりリラックスしやすくすることでもあるのです。次に，緊張させることは，リラックスと緊張の状態の差を区別しやすくしてくれます。したがって，日々の活動の間に，私たちが紹介するリラクゼーションのエクササイズやコーピングのテクニックを応用することで，あなたはご自分の身体の緊張のわずかな高まりを同定するのがもっと上手になるでしょう。それは，激しい山火事よりも木の枝の火種を消すほうが簡単であることに例えられ，「あなたの不安の一連の出来事がまだ火種であるうちに把握しようとしているのだ」と考えることができます。

非典型的な例と問題となる反応

　前に述べたように，おそらく，漸進的筋弛緩法を最初に練習するときに最もよくみられる難しい局面は，緊張とリラックスの感覚に注意を保ち続けるところです。患者さんが前もって不測の事態に準備しておくことと，症例3で示したように，邪魔な思考をどうにかしようとしないことをアドバイスするのが最善の策です。むしろ，彼らは，邪魔な思考が過ぎゆくのを待ち，再びリラクゼーションのエクササイズに注意を向け直すとよいでしょう。

　時々，患者さんがリラクゼーションのエクササイズは確実性に欠けると考えそれを指摘することがありますが，もしただリラックスするよう伝えるのが効果的なら，彼らは治療者の助けを必要としません。こういった患者さんには，エクササイズは身体のコントロールのテクニックというよりは何らかの策略のように思えるのかもしれません。漸進的筋弛緩法は多くのケースで良い結果をもたらしてきた方法であり，患者さんは自分たちでそのエクササイズを試すまで評価を待つよう求められるからです。その上，このテクニックは自分自身にリラックスするように言い聞かせることはほとんどなく，むしろ，新しいスキルを習得することが必要だということを強調しておかなくてはなりません。このように，他の技術を伴う活動のように，漸進的筋弛緩法は練習と習得のための時間を要します。すぐに効果が現れるわけではないことや，その長期的な効果を得るためには練習が必要であることを伝えておくべきでしょう。

　患者さんの中には，寝る直前に練習を計画すると，エクササイズを終える前に眠ってしまうと話す人がいます。これは彼らがエクササイズはリラックスさせてくれるものだと理解しているという良い目安ではありますが，これらの患者さんたちには，手順の中の各筋肉のグループに効果的に取り組める，それほど疲れていない別の時間帯に，その日の最後の練習を

することを提案するとよいでしょう。

　最後になりますが，患者さんの中にはリラクゼーションのエクササイズの途中で「リラクゼーションによって誘発される不安」とも呼ぶべき現象，不安の高まりを経験する方もいます。慢性的に心配や緊張に悩んでいる人には「リラクゼーションによって誘発される不安」の原因となるメカニズムがいくつか当てはまります。最初に，患者さんはリラックスすることを，ガードを下ろし，予測できない危険に対し自分たちを脆弱な状態にすることだと思っているかもしれません。第二として，患者さんの中には，リラクゼーションのためのアプローチに完全主義的な姿勢で臨んでいる人がいるかもしれません。最後に，すでに予定がいっぱいであるために，リラックスすることに時間を費やすことがさらに問題をもたらすのではないかと心配している人もいるかもしれません。治療者は患者さんがこれらのうちのどれを体験しているかを同定し，そのような不安に対峙し始める手助けをしましょう（認知の再構成法については，本書の第9, 10章を参照してください）。

第9章 不安を引き起こす思考をコントロールする（1）
──危険を過剰に予測する癖──

ワークブック第6章のまとめ

- 8個の筋肉のグループのリラクゼーション法の練習方法の説明をする，あるいは8個の筋肉のグループの方法がすでに練習済みでうまく行えている場合には，4個の筋肉のグループのリラクゼーション法の練習方法の説明をする
- 自動思考の概念の説明を含む，認知の再構成の方法についての話し合い［不安を誘発する思考は，特定の脅威の予測によるものと言われています。これらの予測は，しばしば状況により様々な形で生じますが，繰り返されることにより"自動的"になる可能性があります。それゆえに，どんな状況においても，特定の予測，仮説，解釈または想像は効果的な認知の再構成のプロセスに欠くことのできない最初のステップなのです。結局，自分ではっきりと認識をしていない予測，解釈または信念と対峙し始めることはとてもできないのです］
- 不安なときによく生じる，不安をさらに増大させる誤った2つのタイプの認知についての説明［これらの認知の様式のうちの1つは，危険を過剰に予測する癖のことで，本章でより詳しく明確に説明されています。これは悪い出来事が起こる可能性を過剰に予測することと定義されています。危険を過剰に予測する癖の患者さん個人の経験に基づく例は，彼らから聴取することができます］
- ある悪い出来事に対し，繰り返し反証されているにもかかわらず，起

ワークブック 第6章 に対応

こる確率を過剰に予測してしまう理由について
- 別の（代わりとなる）予測や解釈を見つけたり根拠に基づいた分析を行ったりして，悪いことが起こる確率の過剰な予測を検討する方法について
- 次回行う，危険を過剰に予測する癖を特定し修正する試みの説明［さらに，患者さんが次のセッションまでに詳細を見直すことができるように，悪い出来事が生じる確率の過剰な予測を修正する試みについて記録しておくとよいでしょう］

セッションの概要

- 簡潔なチェック
- アジェンダの取り決め
- 漸進的筋弛緩法の習熟度を高める
- 認知の再構成法の導入：危険を過剰に予測する癖を扱う
- ホームワークの取り決め
- セッションのまとめとフィードバック

簡潔なチェック

この時間で，あいさつや患者さんの最近の状態についての報告，「不安の記録」用紙と「毎日の気分の記録」のモニタリング用紙の手短な振り返りやホームワークであった漸進的筋弛緩法の見直しを行い，前回のセッションで話し合ったその他のホームワークへの取り組みを簡潔に確認します。

アジェンダの取り決め

　このセッションでのアジェンダの提案には，漸進的筋弛緩法のトレーニングを進めていくことについての話し合いと，危険を過剰に予測する癖に焦点を当てた認知の再構成法の導入，ホームワークについての話し合いが含まれているとよいでしょう。

漸進的筋弛緩法の習熟度を高める

　もしこの一週間で漸進的筋弛緩法のトレーニングで良い結果を得られていたら，治療者はリラクゼーションのモジュールの次の段階を練習するように指導しましょう。患者さんが16個の筋肉のグループの練習から始めたのであれば8個の筋肉のグループの方法を，8個の筋肉のグループの練習から始めたのであれば4個の筋肉のグループの方法を家で練習するとよいでしょう。もし先週，患者さんがこの練習で良い成果を達成できていなかったら，同じトレーニングを次週も練習しましょう。

認知の再構成法の導入：危険を過剰に予測する癖を扱う

　プログラムの認知の再構成法のモジュールを導入するにあたり，以下の6つのポイントを説明するとよいでしょう。

1. 不安が高まっているときには脅威が迫るようなイメージや予測をしやすくなり，それらがあたかも事実であるかのように扱いがちであるということを患者さんが理解できるよう指導しましょう。したがって，患者さんの考えを「正しいかもしれないし正しくないかもしれない仮説」として，そして多くの仮説や解釈のうちのひとつとして扱うことが重要です。起こりそうもない仮説と起こる可能性があ

る仮説を選別するために，それぞれの仮説に対する根拠を評価することが大切です。これは，不安が高まっているときに知覚される脅威に対する思考にはバイアスがかかりやすいという事実に照らし合わせると，特に重要です。このように，患者さんは仮説やその根拠を評価するテクニックに触れることができます。

2. 自分の子どもをいつも側で見守り続ける，家の中を清潔で整理整頓された状態に保つといった保護的な行動は，適切な学習を妨げてしまいます。友達に助けを求めない，仕事で昇給を求めることを先延ばしするといった回避も，同様の不適応的な機能を持ちます。言い換えると，患者さんは，「恐怖を感じている大惨事は起こりにくいものだとする根拠が乏しい」と感じているがために，大惨事を防ぐと信じている行動に携わってしまうことが多いのかもしれません。このような自分を守ろうとする行動の価値を示唆する過去の体験を振り返るよりもむしろ，その行動が実際にどの程度必要なのかを問うことが大切です。それは，「たとえそういった行動に携わっていなかったとしても心配事は現実にはならなかっただろう」ということを，患者さんが理解するのに役立つでしょう。

3. 認知的なプロセスは異なる気づきのレベル，すなわち意識的な評価から私たちが意識していない比較的自動的なプロセスによるものまで様々です。心配する思考と憶測はおそらく自動的なものなので，患者さんは不安が高まるのを感じるときにはいつでも，自分の不安の思考パターンを同定するために自問するように促します。

4. 出来事の起こりやすさの根拠は，結論に飛躍したり過剰に一般化したりしないで客観的な可能性を問うことや，関連するすべての要素を検討することで評価されます。患者さんに実際の起こりやすさの指数として0から100までのスケールを使うよう勧めます。

5. 認知の再構成はポジティブ思考ではなく現実的な思考を必要とします。時々悪い出来事が起こることがありますが，そのような状況で

はポジティブ思考は妥当とは言えず，非適応的なことがあります。認知の再構成のエクササイズは現実的な心配事と非現実的な心配事を区別し，その上で非現実的な心配事と対峙する手助けとなるでしょう。

6．感情的な理由による判断や予測にはバイアスがかかっていることが多いため，根拠を評価し，代わりとなるもの（別の仮説）を検討することが非常に重要です。

ホームワークの取り決め

このセッションでのホームワークには，ワークブックの該当章と次回のセッションで扱う章を読むこと，「不安の記録（リアル・オッズ付き）」用紙の記録，「毎日の気分の記録」用紙の記録の継続，そして漸進的筋弛緩法のエクササイズの練習（患者さんが1日2回，漸進的筋弛緩法を練習するのが理想的です），不安のエピソードが生じたときは可能な限り「不安の記録（リアル・オッズ付き）」，「パイチャート」の記録用紙を用いて認知の再構成の練習をすることが含まれているとよいでしょう。

ワークブック第6章に対応

セッションのまとめとフィードバック

患者さんに，その日の収穫と言える何らかのメッセージや役立ちそうなポイントについてまとめてもらいましょう。また患者さんがセッションの内容に対してネガティブな心の反応を経験したかどうか，確認しましょう。

検討すべき原則とポイント

認知の再構成のトレーニングの間，治療者は「関連のある質問をするコ

◘ 不安の記録（リアル・オッズ付き）

日付：6/22（火）　　不安になり始めた時間（午前・(午後)）　　3:30
　　　　　　　　　　不安がおさまった時間（午前・(午後)）　　8:00

最もつらかったときの不安を点数化しましょう（数字に丸をつける）

0 --- 10 --- 20 --- 30 --- 40 --- 50 --- 60 ---(70)-- 80 --- 90 --- 100

全く不安を　　　軽度　　　　中等度　　　　重度　　　　かなりひどい
感じない

下記の症状のうち，あなたが経験したものにチェックをつけましょう

落ち着かない，緊張や興奮を感じる	✓
疲れやすい	＿＿
集中力の低下，ぼーっとする	✓
イライラする	✓
筋肉の緊張（肩こりなど）	✓
睡眠障害	＿＿

「きっかけ」（不安を　　週末までにやらなくてはならない仕事を引き受けた
引き起こした出来事）

不安なときの思考　　　やり終えられるわけがない，そうしたらクビになってしまうかもしれない

　　　　　　　　　　　リアル・オッズ（0-100の点数で）　　　5

その他の可能性に　　　私はいつもちゃんとやり終えることができている。もしできなかった
ついての考え　　　　　としても，これが原因でクビになる可能性は低いだろう。

不安なときの行動　　　イライラして，家に電話し，夫に帰るのが遅くなることを伝える

図 9.1　「不安の記録（リアル・オッズ付き）」の患者記入例

パイチャート

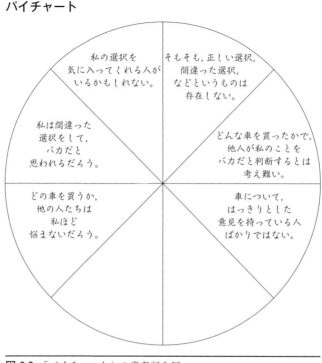

図 9.2　「パイチャート」の患者記入例

ーチ」として振る舞い，直接的な，安心させるための情報を与えるのではなく患者さんが背景にある原則の理解を進められやすいようにします。例えば，治療者は患者さんに，ただ「あなたはクビにはならないでしょう」と言うのではなく，彼らの最近の仕事の評価はどうだったのかを聞くとよいでしょう。同様に，治療者は患者さんに「誰もあなたのことをおかしいと思っていないですよ」「あなたの家族は交通事故に遭わないと思いますよ」と伝えるのではなく，「あなたは人から何回おかしいと言われたことがあるのですか？」または「あなたの家族は何回交通事故に巻き込まれたことがあるのですか？」と具体的に尋ねるとよいでしょう。対比させて述べることも，危険を過剰に予測することの原則を強調するのに役立つ可能

性があります．例えば，患者さんが「次に屋外で遊んだら子どもたちが誘拐されてしまうでしょう」と言ったとき，治療者は「では，これまでにあなたのお子さんたちは誘拐されたことがあるのですか？」と応答できるかもしれません．もしそれまでに良い信頼関係が築けていない場合や，または患者さんがあまりユーモアのセンスを持っていない場合には，「では，それが起こるという根拠を何かお持ちですか？」と応答してもよいでしょう．関連のある質問をする方法をひな形とし，治療者は患者さんに適切な根拠の問い方を教え始めるのです．最初に認知の再構成法を導入するとき，治療者はおそらくとてもアクティブに，ただ関連のある質問をするだけではなく代わりとなるものを与えたり，患者さんが重要な根拠を何も思いつかないとか過剰に見てしまう場合にはバランスのとれた思考や情報源を提供したりする必要があります．しかし，残りのセッションを通して治療者は患者さんの認知の再構成への貢献度を徐々に減らし，スキルを自分のものにできるようにはっきりと励ましていくべきでしょう．例えば，時が経つにつれ，治療者は「それについての根拠は何ですか？」とか「もっとバランスのよい考え方はどんなものですか？」といった質問をするよりも「これを検討するために，私があなたにどのような質問をするか，想像できますか？」と聞くようにするとよいでしょう．

　我々は認知への状態依存を重要視しています．別の表現にすると，不安が高まっているときには悪い出来事が起こる確率を過剰に見積もる傾向が特に強くなるということです．危険なことが起こる確率が高まっていると解釈することで，感情状態の強さが優位になり，「正の強化」の循環を完全なものにしてしまいます．「穏やかな気分のときには心配している思考の不合理性に気づく」という場合の多くは，状態依存性の考え方で説明できるでしょう．また状態依存性とは，「すべての状況を通してその人の思考様式が偏っていたり，不正確であるということはない」ということを意味しています．これは，「治療者は自分に"ばかげている"とか"おかしい"とレッテルを貼っている」と患者さんが感じる可能性を最小限にする

ために，理解し合うことが大切であるという含みを持っています。

また，認知の再構成の用紙を最初に導入したときや，ひとりでこれらの用紙を完成させるべく送り出す前，彼らが不安になっているときなどには，セッション中に記録用紙を一緒に完成させることも非常に重要です。さらに，我々は，多くの場合，治療者がコーチとして見守っている状態で患者さんに記入してもらいます。これにより，記録されたものが患者さん自身の言葉であることが確実となり，患者さんがひとりで正しく記録用紙を使う機会を最大限に増やすことができるのです。

これまでの長年の間に，テクニックの最初の説明をするときには，セッション中に認知の再構成をすることや，患者さんが意識を集中させると不安が高まる話題を選ぶのがベストだということがわかっています。もちろん，患者さんが過去の不安な出来事から現在の心配事に集中したときに，再び不安になることもありますが，この点については問題ないでしょう。念頭に置いておくべき大事なことは，まず，患者さんに特定の過去の不安のエピソードに集中することで再び不安になりそうかどうかを聞くことです。過去に起こった，もはや今は"ホット"な話題ではなくなってしまった不安のエピソードよりも，"ホット"な話題に取り組むことには少なくとも3つの利点があります。最初に，前述の状態依存の原則のように，自動思考は"コールド（冷めてしまっている）"な話題での場合には生じにくい可能性があります。次に，患者さんが，不安なときでもよりバランスのとれた見通しを持つことができ，不安に関連したネガティブなバイアスを取り払うことができ，そしてセッション以外のときにもこの技術を応用してあてにならない根拠や他の考え（代わりとなる考え）を検討することができるように練習させます。最終的には，治療者が認知の再構成というツールを用いる前後両方の状況において主観的な苦痛の評価をすることで，このテクニックが患者さんに少しでも役に立ったかどうかを知る良い機会となるでしょう。セッション中に不安を生じさせないような心配事に認知の再構成が応用されてもこのような機会は明らかに得られないはずで

ワークブック
第**6**章
に対応

す。それは初期の自覚的な苦痛の度合いが低いために不安の減少を観察できないためです。

ケース・スタディ

■症例1

患者さん：こういったことを自問するのは簡単なことです。でも本当に緊張しているときに理にかなった思考ができるとは思えないのです。

治療者：これまで練習してきた他のスキルやその他のどんなスキルにおいても同じですが，あなたのセルフ・ステートメントの修正がツールとして効果的になるためには練習が必要です。最初は，この戦略を不安が高まっているときに応用するのは難しいかもしれませんが，練習や予行演習をするとより自然に，応用しやすくなります。「不安の記録」や，今日一緒に記入した「不安の記録（リアル・オッズ付き）」や「パイチャート」のような記録用紙は，質問を思い出させる，便利なリマインドの役割を持っています。不安になったときにスキルを応用する際，実際にこれらの用紙に記入してみることを強くお勧めします。一度スキルを習得し，これらの問いかけが深く身についた習慣となり始めれば，たぶん，すべてを書き起こさなくても自分の頭の中で認知の再構成をすることができるようになります。

■症例2

患者さん：先生は，妻が交通事故に遭うのではないかという心配を確率にしてみるとよいとおっしゃいましたよね。それはより正確にはどういう意味なのですか？

治療者：それは，次に彼女の帰宅が遅れて事故に遭ったかもしれないと考

えたとき，入手可能なすべての根拠をもって，実際に事故に遭う可能性を0（全く起こらない）から100（絶対に起こる）までの確率で評価してほしいという意味です。彼女が交通事故に遭う実際の確率はどのくらいなのでしょうか？

患者さん：わかりません。たぶん10%くらいです。

治療者：では，それは10回車で外出をするたびに1回交通事故に遭ったことがあるということですか？

患者さん：いいえ，違います。彼女はこれまで車を運転してきたなかでたった1回しか事故に遭ったことがありません。

治療者：それでは，実際に事故に遭う可能性はどのくらいなのでしょうか？

■症例3

患者さん：リラクゼーションのエクササイズを練習する時間が十分にとれませんでした。定期的な練習は，本当のところどの程度重要なのですか？

治療者：これらのエクササイズの効果を得るために練習は重要です。あなたは古い，または習慣化してしまっている反応様式を新しいタイプの反応様式に置き換えようとしているのだということを忘れないでください。新しい反応を自然なものにするたったひとつの方法は，定期的に練習をすることです。これは他の種類のスキルを習得するときにも当てはまります。例えば，深海に潜るダイバーは緊急時の対処法の訓練を受けます。しかし，その緊急時の対処法を練習しなければ，彼らがその方法を本当の緊急事態の最中に効果的に使えるほど"自動的"に行えるものにはならないのです。

■症例4

患者さん：もし私が自分の自動思考に気づいていないとしたら，一体どうやって認識することができるようになるのでしょうか？

治療者：反応が深く身についてしまって反復されていたり，または非常に強い感情と関連していることから，私たちはその反応に関連する認知プロセスに気づかないことがよくあります。それは私たちがこれらの認知を用いることができないという意味ではありません。例えば，マニュアル車を運転する方法を知っていますか？　もし知っているのであれば，初めて変速レバーを動かす方法を習ったときのことを覚えていますか？　あなたはたぶん，動かしながらそれぞれのステップを意識的に自分に言い聞かせていたと思います。「クラッチを左足で踏まなくてはならない，車のギアを入れなくてはならない，そして右足で踏んでいたブレーキを緩める」と自分に言い聞かせていたことでしょう。十分に経験を積むと，たぶんそれは自動的なものとなり，自分自身にそんなことを言い聞かせていることには気づかなくなり，同時に誰か他の人と会話さえもすることができるようになるでしょう。それは，あなたの心がこれらの命令を手足に伝えていないという意味なのでしょうか？　いいえ，そうではありません。もし誰かに変速バーの動かし方を教えようと思えば，そのプロセスをとても意識して行うことが可能なのです。ですから，あなたは，不安を感じているときに何が頭の中をよぎっているのか，もっと注意を払い始めればよいのです。不安や緊張が増したことに最初に気づいたとき，自問してほしいのは「自分は何を考えているのか？」ということです。他のスキルと同じように，自分の自動思考を同定する力は時とともに上達します。立ち止まったり，失敗をしたり，そうこうしながら，自分の想像力を自由に働かせるのです。どんな悪い出来事を自分が予測していたのかを想像したり，あなたの心に入り込むいかなる予測に対しても，検証

したり妥当性を疑ってかかったりしてみてください。

非典型的な例と問題となる反応

　患者さんの中には，自覚せずに生じる認知プロセスの概念を理解することが難しい方もいます。その他，「思考が気分に影響を与える」という概念を理解しがたいという方もいます。これらの患者さんは，自動思考の概念や認知療法の基本的な前提としての「思考は気分に影響を与えるものだ」という考えを信じていません。その場合には，日々の生活の中の自動思考の多様な例を用いて説明することができます。症例4では，治療者は自動思考とその典型的な経過を説明するためにマニュアル車を運転する例を用いました。文字をタイピングする方法を学ぶことも，同様に多くの人に関係のある例です。これら2つの例が患者さんに当てはまらない場合には，身につきすぎている可能性があるスキルなら，何でも例として使うことができます。

　加えて，セッション中に患者さんに自動思考を体験してもらうために"行動実験"または"デモンストレーション"を行うことができます。例えば，治療者は「For finding more serenity and reducing the frequency and intensity of excessive anxiety, regular practice of the Mastery of Your Anxiety and Worry program is of the utmost importance.」というような「of」という単語を何度か含む文章を書くとよいでしょう。次に，治療者は患者さんにこの文章を音読してもらい，その間，文章中の「f」を頭の中で数え続けてもらいます。十分なリーディングのスキルを持つほとんどの大人が，実際には7つあるのですが，3，4，5，または6つ「f」があったと誤って答えるでしょう。その理由は「of」という単語の中の「f」をその都度認識しなくてもよいほどリーディングの経験のある人たちは，「of」という単語の「f」の音を頭の中で自動的に「v」と変換してしまっているためだと思われます。もし疑問があったら，このデモンストレ

ーションを同僚や友達に最初に試してみることをお勧めします*。

　他にも認知の感情への影響を強力に示してくれる行動実験があります。たぶん最もシンプルなのは，患者さんの注意の焦点を操ることです。治療者は最近の主観的な苦痛の評価から始め，次に患者さんに最近最も心配している出来事について話してもらいます。そして，患者さんは数分間，この出来事について，治療者の促しによりとても詳しく，かつイメージをしながら話す時間を与えられます。例えば，もし，患者さんが自分の幼い子どもが誘拐されることを心配していると話したら，治療者は患者さんに誘拐のイメージをしてもらい，それを患者さんの"心の目"で見て，子どもが時間通りに現れない，または誘拐犯からの電話をもらったという場面を想像したときの感覚に意識を集中するよう求めます。感情面での苦痛の明らかなサインを認識した上で，治療者は次の主観的な苦痛の評価をしますが，これはほとんどいつも最初のものより高いスコアになります。そのとき，治療者は患者さんにポジティブなイメージ（その誘拐の場面にいる同じくらい小さな子どもが，先に，安全にその子の父親，または母親に抱き寄せられた様子やその子がどのように感じているか，匂いや音など，同様にその両親の感じる感覚や感情をイメージするなど），または，あたかもその治療者が盲目で，患者さんは治療者が"心の目"でその絵を見るのを手伝うかのように，治療者の部屋で複雑な絵画についての説明をする場面に意識を集中するよう促すことができます。このような気逸らしを数分間行った後（これはこの行動実験のためだけのものであって，我々はこれを長期的なコーピングのテクニックとしてはお勧めしていません），苦痛が消失した明らかなサインを認識したら，治療者は3つ目のそして最後の，主観的な苦痛の評価をします。3つ目の評価は2つ目の評価よりもほとん

＊訳者注：この英文の例文でわかりづらければ，例えば，「今日は兄弟一緒に京都の清水寺へ夜桜を見に行きましょう」というような，拗音をたくさん含む文章で「よ」あるいは「ょ」を合計何回言ったか数えてもらうなどして，自覚外で生じる誤認を体験してもらうとよいでしょう。

どいつも低くなります。そのとき，治療者は患者さんにこの実験で何を学んだかを聞きます。もし患者さんが望ましい結論をすぐにはっきりと述べられない場合には，意識の内容が患者さんの気分に与えている大きな影響について認識できるように治療者が手助けしましょう。

　時々，患者さんは彼らの自動思考を同定することに対し落胆を示すことがあります。なぜなら，彼らは思考に意識を集中させることで不安が高まるのではないかと心配しているからです。この状況への答えとしては，治療者が，「自動思考を同定するとき，最初は不安が高まる可能性がある」と認める必要があると言えます。しかし，治療者は思考を効果的に変化させるためには，詳細に同定することが必要であることも強調すべきです。我々はこのことを説明するときにゴルフを思い浮かべるとよいことに気づきました。自動思考を同定することは，ゴルフコースのホールに旗を立てることと似ています。旗を立てることはゴルファーがボールをうまくホールに入れられることを保証するものではありませんが，ゴルファーはその旗がなければその場所に入れたいと願うことができません。どちらの方向に打てばよいのかさえ，知ることができないでしょう。同様に，自動思考を同定することは，不安が減ることを保証してくれるわけではありませんが，患者さんはそれを行わなければ認知の再構成を上手に行うチャンスを得られないのです。

　時々，患者さんがすべてのことを心配していると話すことがあります。こういった方の中には，「ある特定の問題を扱っても，次の問題を心配し始めるだけなので，それだけでは問題は解決しない」という信念を持っている方がいます。ひとつの心配事の認知の再構成をするプロセスは，他のすべての過剰な心配事も自動的に消すわけではないことを認めることが大切です。しかし，MAWプログラムのような短期間のプログラムにおける，セッション終了時までの最初の目標は，スキルの習得であって"治療"ではないということを強調することも重要です。私たちが現実的に期待しているのはスキルを学ぶことで，それは将来，どのような心配事にも

応用可能なものです。時間はかかるかもしれませんが，他の一連のスキルも同様に時間を要しますし，現実的な思考のスキルは，ゆくゆくは自然に，より自動的なものになるでしょう。形としては，単にこの情報を患者さんに与えるというよりもむしろ，私たちはソクラテス式の方法を通じてこれらの結論に患者さんを導くのが望ましいでしょう。言い換えると，患者さんはただ治療者の質問に答え，今現在心配していることを述べていくだけということになります。心配事は，たとえセッション中に1つ解決することに成功したとしても，別のものに置き換わります。そのようなメタ心配（心配することを心配する）の状態がセッション中にみられたときは，"ホットな思考"に取り組む良い機会だと捉え，他の心配事と同様に認知再構成の対象とします（よく関連のある例として，第10章の症例2を参照してください）。認知療法にある古い言葉に"follow the affect（感情に従え）"というものがあります。この場合，"感情に従え"という言葉は，特定の心配を再構成するのが無益なことではないかという心配を，認知行動療法という"製粉機"にかける製粉用の穀物として扱うことと解釈します。

　確率を過剰に予測することについての議論中に，時折3つの問題が生じます。最初に，患者さんの中には悪い出来事が起こる確率はわずかであるにもかかわらず「とにかくそれが起こることを心配している」と話す方がいること。2つ目に，患者さんは比較的落ち着いているときには彼らの心配は過剰だとはっきり認識しているのに，不安なエピソードの最中にはその脅威は現実だと確信していること。3つ目に，時々，失業，拒絶される，恥をかくなど，患者さんが心配していた通りの結果を実際に経験してしまうことが挙げられます。

　最初に，もしまだ行っていなければ，患者さんが予測している悪い出来事が起こる確率を0から100までのスケールで測ってみてもよいでしょう。症例4に示したように，たとえ患者さんがその見込みは"わずか"であると述べていても，まだ悪い出来事が起こる確率を過剰に予測している

可能性はあります．症例2では，患者さんは事故に遭う確率を10％と予測しており，それは"わずか"だと言えるかもしれませんが，現実的な根拠に基づくとまだ過剰に予測している状態です．もし数字上の可能性がまだいくぶんか過剰になっている場合には，根拠に基づいた分析をもう一度用いることです．一方で，患者さんはまったく過剰な予測をしてはいないという場合，むしろ，感情反応は結果について取り越し苦労しているため生じているのかもしれません．これらのケースでは，次章で説明するように，脱破局視の方法を用いることができます．もしくは，治療者が，次章で異なるタイプの不安の認知の様式と当該の特定の心配事にもっと関係のある認知の再構成法を扱うことを提案してもよいでしょう．この戦略を選んだら，さしあたり，患者さんに他の心配事について過剰に予測している確率を同定することに再び意識を集中してもらいます．

　次に，認知の状況依存性は不安のとても一般的な特徴であることを説明しなくてはなりません．すなわち，多くの人々が，比較的落ち着いた気分のときには彼らの心配事は不合理だと認識することが可能だということです．しかし緊張していると，不安の思考の様式に至るような異なる反応システムの相互作用が生じてしまいます．それが，この治療プログラムが特定の思考と思考の過程，不安を感じることと緊張の間の関連性を断つことに焦点を当てている理由です．加えて，我々はよく"ゲシュタルトのような"アプローチを患者さんに応用すると役立つことに気づくことがあり，患者さんと我々一人一人の多様な"自分の性格"や一面について話します．そうすると患者さんの目標は，「不安が高まっている出来事の最中に，"理性的な自分"と"不安になっている自分"の間のコミュニケーションを促し，議論をすること」となります．それを行うとき"理性的な自分"が"不安になっている自分"に「黙って愚かなことをやめるように」とただ言い聞かせるだけではないことが大切です．このポイントを強調するため，患者さんに「不安になっている自分の子に『黙って愚かなことをやめろ』と言ったらどうなるか」を考えてもらうとよいでしょう．彼らは

恐怖について話すことをやめるかもしれませんが，ベッドの下で身をかがめてしまうでしょう。同様に，不安になっているときに自分自身に「愚かなことをやめるように」と言い聞かせても，脅威の思考を意識的に認識することは抑えてくれるかもしれませんが，不安を誘発する力を減らすことはできません。むしろ，患者さんを，不安が高まっているなかでも自分自身の理性的な面の側に立ち，非理性的な面と議論し，説得するようにさせるほうが効果的です。「不安なときに脅威を現実だと確信してしまうのではないか」という懸念には，「不安になると認知の再構成やよりバランスのとれた予測が応用できないのではないか」と患者さんが疑っているといった要素も含まれています。こういった状況が生じたときには，私たちが前述のような，患者さんの不安を引き起こしているホットな話題をセッション中に選ぶこと，そして根拠を与えるために認知の再構成を行い，そのテクニックが不安時に役立つという見通しを持つことで予防や説明が可能になると言えます。

　最後になりますが，時折，患者さんは，最悪の心配事（失業や交際相手からの拒絶）が過去に現実となったことがあると話すことがあります。これらのケースでは，治療者は患者さんにその出来事が再び起こる可能性が低いことを認識してもらうよう試みるとよいでしょう（例：「あなたがクビになることを心配したすべての回数のうち，実際にそれが起こったことは何回ありましたか？」）。その代わりに，もし患者さんがその出来事を破局視しているようであれば，治療者は脱破局視する方法を用いる，あるいは次のセッションでその心配事を再度扱い，脱破局視する方法についてより詳しく話し合うことを提案します。

第10章 不安を引き起こす思考をコントロールする（2）
―― 最悪の事態を考えてしまう癖 ――

ワークブック 第7章 に対応

ワークブック第7章のまとめ

- 患者さんがリラクゼーションのトレーニングをどのように行っているかを振り返る
- 患者さんがどのように過剰な予測を特定し，難易度の高い認知の修正を応用しているかを振り返る
- リコール・リラクゼーション法を導入する
- 二次的な認知のエラーである破局視の概要を説明する［破局的な思考が生じると，悪い出来事に対する嫌悪を増強することを伝えます。個人の経験に基づく破局的な思考の例を患者さんから聞き出しましょう］
- 認知の再構成の戦略を導入する［考えられる結末の深刻さを評価します。出来事を対処可能かつ時間限定の経験とし，「それがどうした？」というアプローチを用いる方法について説明します］
- 患者さんが「耐えがたい，または我慢できない」と考えた回数を，破局的な思考のサインとして同定する
- 脱破局視（「それがどうした？」）を，起こりやすい出来事，起こりにくい出来事の両方に対して応用する

セッションの概要

- 簡潔なチェック
- アジェンダの取り決め
- 漸進的筋弛緩法の習熟度を高める
- 認知の再構成法を継続する：破局的な思考を扱う
- ホームワークの取り決め
- セッションのまとめとフィードバック

簡潔なチェック

　この時間で，あいさつや患者さんの最近の状態についての報告，「不安の記録（リアル・オッズ付き）」，「パイチャート」，「毎日の気分の記録」などのモニタリング用紙の手短な振り返りやホームワークであった漸進的筋弛緩法の見直しを行い，前回のセッションで話し合ったその他のホームワークへの取り組みを簡潔に確認します。

アジェンダの取り決め

　このセッションでのアジェンダの提案には，漸進的筋弛緩法のトレーニングを進めることについての話し合いと，破局視する癖に焦点を当てた認知の再構成法の導入，ホームワークについての話し合いが含まれているとよいでしょう。

漸進的筋弛緩法の習熟度を高める

　もし患者さんが先週の漸進的筋弛緩法のトレーニングで良い結果を得られているようであれば，次の段階のリラクゼーションのモジュールを導入するとよいでしょう。8個の筋肉のグループの方法を練習していた患者さんは4個の筋肉のグループの方法を練習し始めましょう。4個の筋肉のグループの方法を練習していた患者さんは4個の筋肉のグループでのリコール・リラクゼーション法を家で練習し始めましょう。先週良い成果を達成できなかった患者さんは，今週も同じ方法を練習し続けましょう。

認知の再構成法を継続する：破局的な思考を扱う

　破局的な思考と脱破局視の戦略を導入する際には以下の4つのポイントについて説明するとよいでしょう。

1. 悪い出来事が起こる確率を過剰に予測する傾向とまさに同じように，患者さんは，とても不安なときには一般的に出来事を耐えがたい，我慢できない，または大変だと捉える傾向を身につけてしまっています。さらに，この破局視の傾向には不安をより強める働きもあります。そのため，なかにはコントロール不能なものや，または不快な出来事もあるかもしれませんが，患者さんが対処可能であると理解していることが大切です。不快感や苦痛は限定された時間だけのものという性質を認識することは，対処可能だという理解を深めるのに役立ちます。
2. 不快感の主な原因は，ある出来事を「耐えられない」と評価することによるため，客観的に実際の深刻さを評価し，「それがどうした？」という脱破局視のアプローチを応用することが重要です。
3. 脱破局視のアプローチは，例えば実際にクビになったり，愛する人

を失ったり，または他者から見て患者さんが非常に不安そうに見える不快な状況に陥っていても，「彼らはすでに対処する力を持っている」ということを認識するのに役立つでしょう。

4. ほとんどのケースで，悪いことが起こる確率の過剰な予測に反論する形で，脱破局視をすることは適切だと言えます。しかし，時々，起こりそうな出来事にも起こりそうにない出来事にも破局視が生じる可能性があるので，他の戦略のほうがよりふさわしい場合があるかもしれません。例えば，根拠に基づいた分析は，不安の明らかなサインについて心配しているときにはあまり役立たないかもしれませんが（「私はある状況下で赤面してしまいやすい」），一方で，脱破局視がとても役に立つ場合もあります（「もし赤面してしまったとしても，それがどうした？」と考える方法です）。

ホームワークの取り決め

このセッションでのホームワークには，ワークブックの該当章と次回のセッションで扱う章を読むこと，「不安の記録（リアル・オッズ＆コーピング）」用紙の記録，「毎日の気分の記録」用紙の記録の継続，そして漸進的筋弛緩法のエクササイズの練習（患者さんが1日2回，漸進的筋弛緩法を練習するのが理想的です），不安のエピソードが生じたときは可能な限り「不安の記録（リアル・オッズ＆コーピング）」，「パイチャート」の記録用紙を用いて認知の再構成の練習をすることが含まれているとよいでしょう。

セッションのまとめとフィードバック

患者さんに，その日の収穫と言える何らかのメッセージや役立ちそうなポイントについてまとめてもらいましょう。また患者さんがセッションの

第 10 章　不安を引き起こす思考をコントロールする（2）　139

◪ 不安の記録（リアル・オッズ＆コーピング）

日付：<u>4/15（金）</u>　　不安になり始めた時間（午前・㋺）　　<u>10:00</u>

　　　　　　　　　　不安がおさまった時間（午前・㋺）　　<u>11:30</u>

ワークブック
第 **7** 章
に対応

最もつらかったときの不安を点数化しましょう（数字に丸をつける）

0 --- 10 --- 20 --- 30 --- 40 --- 50 --- 60 --- 70 --- ⑧⓪ -- 90 --- 100

　全く不安を　　　軽度　　　　　中等度　　　　　重度　　　　かなりひどい
　感じない

下記の症状のうち，あなたが経験したものにチェックをつけましょう

　　　　落ち着かない，緊張や興奮を感じる　　　✓
　　　　疲れやすい　　　　　　　　　　　　　　_____
　　　　集中力の低下，ぼーっとする　　　　　　✓
　　　　イライラする　　　　　　　　　　　　　✓
　　　　筋肉の緊張（肩こりなど）　　　　　　　✓
　　　　睡眠障害　　　　　　　　　　　　　　　_____

「きっかけ」（不安を　<u>娘が友達と出かけてしまったきり，電話をくれなかった</u>
引き起こした出来事）　_____

不安なときの思考　　<u>娘は交通事故にあって，重症で意識不明になったのかもしれない</u>
　　　　　　　　　　_____

　　　　　　　　　　リアル・オッズ（0-100 の点数で）　　<u>3</u>

その他の可能性に　　<u>娘は友達と楽しく過ごしているのだろう。</u>
ついての考え　　　　<u>電話をするのを忘れているようだが，そのうちかけてくるだろう</u>

コーピング方法　　　<u>もし事故にあって怪我をしたとしても，私が手助けをしよう</u>
　　　　　　　　　　_____

不安なときの行動　　<u>電話の近くで待ち続けた</u>
　　　　　　　　　　_____

図 10.1　「不安の記録（リアル・オッズ＆コーピング）」の患者記入例

内容に対してネガティブな心の反応を経験したかどうか，確認しましょう。

検討すべき原則とポイント

　これまでの章で説明したように，治療者は，破局的な思考を同定し，これらの思考に対峙する方法を身につけてもらうためのコーチの役割を担います。治療者は，適切な質問の仕方を考え，患者さんが目の前の状況の別の解釈の仕方を探す方法を，体験している苦痛ではなく，"扱う能力"という見地から，状況を評価する方法とともに教え始めます。例えば，もし患者さんが公衆の面前で恥をかくことを大失敗だと捉えているとしたら，治療者は，他の人が恥をかくことを比較的小さな出来事だと捉えている可能性について尋ねてもよいでしょう。このようにすることで，患者さんはある場面を異なるものの見方で見ることの持つ力を理解し始めます。

　患者さんに彼らが起こるかもしれないと信じている最悪の出来事について聞くのは，破局的な予測や信念を同定する良い方法です。まさに確率の過剰な予測と同じことですが，私たちはある人の思考の様式がすべての状況にわたって破局的なものであると決めてかかることはありません。むしろ，不安が高まった状況で現れる破局視は，学習された認知の様式であると考えられています。

ケース・スタディ

■症例1

患者さん：ただ心配するのをやめるよう，自分に言い聞かせるのがベストなのでしょうか？

治療者：ある意味ではそれは正しいのですが，できる限り詳しく見ていく

ほうがより効果的です．シンプルに，あまり心配しないように，または心配するのをやめるよう自分に言い聞かせることを心に留めておくのは良い目標ですが，それはあなたが心配したり不安になったりしないために何をする必要があるのかを明確にしてくれるわけではありません．あまり心配しないようにと自分に言い聞かせることは，心配が強まる背景にあるメカニズムを実際に変えてくれるわけではないのです．あなたが予測して不安になっていることを同定して，それらの予測に異議を唱えることが重要です．ですから，最初にあなたが自分の不安に気づいたとき，このように自問しましょう：「何が起こることを予想している，または想像しているのか？」「それが起こることを根拠づけているのは何であり，否定しているのは何なのか？」「自分の予測が現実になったらどんな最悪なことになるか？」．これらのツールを用いて，あなたの心配事のひとつについて練習してみましょう．もし今私たちが関心を向けるとあなたが不安になるような話題があれば，教えてください．

患者さん：たぶん，私は他人から見たら本当に"神経過敏な人"に見えるでしょう．大勢の人の中にいて，皆が自分のことを見ておかしいと思っている場面が想像できます．

治療者：その人たちとは誰のことですか？

患者さん：私と同じクラスの中の誰か，または一般の人々です．

治療者：それでは，もしそういった他人が「おかしい人がいる」と思ったら何が起こりますか？

患者さん：私は本当に恥ずかしいです．

治療者：そして，もしあなたがそう感じたら何が起こりますか？

■症例2

患者さん：あなたに会うために車でここに来る途中，私はとても不安にな

り始めました。あまりにもたくさんの不安な出来事や，種類の異なる心配事を今週経験してきたので，何から話し始めるのがベストなのかわかりません。

治療者：" ベストの " 心配事とは何を意味しているのですか？　もし " ベストの " 心配事について話をしなかったら何が起こると思いますか？

患者さん：なんの進歩も遂げられず，このプログラムを始めたときと同じぐらいの具合の悪さのまま，もしくは悪化した状態で終えることになるのではないかと思います。

治療者：そうですか。それはひとつの可能性だと思います。あなたの進歩の評価は，セッション中にそのひとつの " 正しい " または " ベストの " 心配事について認知の再構成をすることですべて決まるというもの以外に，何か別の考え（代わりとなる考え）を持つことはできますか？

患者さん：そうですね，ひょっとしたら，一番大切なのは自分が使いたいときにどんな不安に対しても応用できるスキルを身につけることかもしれません。だからおそらく，どの心配事を話題にしても問題ないのかもしれないですね。

治療者：その通りです。そういうわけで，あなたの「どの心配事を話せばよいか」という心配事を再構成することだけでも，役立ったのではないでしょうか？　ところで，こういった別の考え（代わりとなる考え）を評価するためにはどんな根拠が考えられるでしょうか？

■症例3

患者さん：もちろん。私は自分のミスが原因でクビになる可能性は小さいと言えます。いつもそうしているのです。でも，もし私が本当にクビになったらどうか？　それが私の恐れている1％の可能性です。

治療者：そうですね，それは良い質問ですね。もしクビになったらどうなると思いますか？

患者さん：「自分は負け犬だ」というような，とても不愉快な気持ちになるでしょう。

治療者：そうですか。そしてその気持ちはどのくらい続きますか？　永遠に続くでしょうか？

患者さん：いいえ，たぶん2〜3日から1週間でしょう。

治療者：そして，何が起こると思いますか？

患者さん：少しずつ元気になり始めると思います。でも，もし二度と別の仕事を見つけられなかったらどうしましょう？

治療者：それでは，あなたが二度と別の仕事を見つけられない可能性はどのくらいあるのでしょうか？

■症例4

患者さん：私は不安になると頭が真っ白になるのではないか，そして何を話しているのか忘れてしまうのではないかと心配しています。そういうことが何度もあったので，この心配事に取り組むためにセルフ・ステートメントを用いることができるかどうか，わからないのです。

治療者：それで"頭が真っ白になった"結果，何が起こると想像しているのですか？

患者さん：他の人たちが私をバカだと思うことです。

治療者：それを，あなたをよく知っているかどうかにかかわらず，皆に対して心配しているのですか？　それともよく知らない人たちに対してですか？

患者さん：よく知らない人たちに対してだけです。私と仲のよい友人のほとんどはそんなふうに私のことを思ったりしないことは間違いないです。

治療者：それでは，あなたのよく知らない人たちに意識を集中してみましょう。あなたが会話の途中で"頭が真っ白になった"からといって，

知人や見知らぬ人があなたをバカだと言うのにはどんな根拠がありますか？　その他に彼らはあなたのことをどんなふうに思うでしょうか？　もし知人や見知らぬ人があなたをバカだと思ったらどのくらいひどいことになるのでしょうか？　それがあなたの人生にどのような影響を与えますか？

■症例5

患者さん：一週間ずっと，心配事について再考しようと試みたのですが，あまり役に立たなかったみたいです。

治療者：ではそのことについて少し一緒に考えてみませんか？　どんな心配事について取り組んでいたのか教えてください。

患者さん：そうですね，私の友達のひとりが，以前からその友達のアパートで夕食をとろうと誘ってくれていたんです。とても行きたいのですが，そこから帰宅するまでの間に強盗に遭うとか何者かに襲われるのではないかと心配しています。

治療者：そうですか。どのようにその心配事に対して認知を再構成しようとしましたか？

患者さん：それが起こる確率，起こらない確率の両方を検証しました。事実として，彼女はとても環境の悪い地域に住んでいます。強奪やレイプが彼女の家のすぐ近くの街区で何度かあったのです。自分が襲われることが確実だというわけではないのですが，夜ひとりで出かけることになるのでその可能性も結構高いと思います。

治療者：その場合，私は彼女のアパートに夕食に出かけることをあなたが不安に思ってくれてよかったと思います。どうして私がそう言うのか，わかりますか？

患者さん：たぶん，これは現実的な不安だからです。

治療者：では，どうして私がこの状況であなたに現実的な不安を経験して

ほしいか，わかりますか？

患者さん：それは，自分で自分を守れるよう危険を警告してくれるからです。

治療者：その通り。のちほど，2〜3セッションの中で，あなたが危険な目に遭わず友人と会える方法を探すのに役立つであろう，現実的な問題を解決するためのテクニックをいくつかお伝えします。それまでは，悪い出来事が起こる確率を過剰に予測する癖を修正するテクニックが現実的な不安とそうでないものを区別するのに役立つことを学びます。私たちの予測と解釈は妥当なものですから，ある心配事が現実的なものだと根拠がある場合には，認知の再構成よりも問題解決のスキルのほうがより効果的でしょう。

■症例 6

　（場面：患者さんが「大うつ病エピソードを経験するのではないか」と心配していることに関して確率を過剰に予測する癖を修正することに成功しましたが，患者さん自身は，「不安はほんの少ししか減らなかった」と話しました。そのため，治療者は脱破局化が有効かどうかを試みることにしました）

治療者：これまで，私たちはあなたが3年前のようにまたうつ病になる可能性のみに集中して取り組んできました。今度は，もし実際にあなたが新しいうつ病のエピソードを経験することになったら，どんな心配事が生じるかに意識を向けてみるのはどうですか？

患者さん：恐ろしいことになると思います。

　（彼がうつ病エピソードの何がそれほど恐ろしいのかを知っていることを当然だと思うのではなく，治療者はその患者さんにとっての意味を知る必要があるでしょう）

治療者：どうしてですか？

患者さん：私は当時，全く機能していなかったからです。

治療者：全く機能していない？　それはどういうことかもう少し教えていただけますか？

患者さん：ええ，だいたい2〜3週間のあいだ，ベッドから少しも出ることができませんでした。何もできなかったのです。その期間のあいだに，シャワーを2回以上浴びたかどうかさえもよくわかりません。アパートの掃除も洗濯もしませんでした。少しは食事も取りましたが，ちゃんとしたものを用意することもできなかったのでほとんどジャンクフードでした。

治療者：ベッドから出られないとか，シャワーを浴びることや食事の用意など何もできなかったときは，どのようにしてそれらのことができないと知ったのですか？

患者さん：お話についていけていないかもしれません。どういう意味ですか？

治療者：そうですね，あなたがうつ状態のとき，これらのことができないという考えを持っていたことが私には明らかにわかります。その考えを分析したことはありますか？

患者さん：どうやって分析するのですか？

治療者：例えば，あなたがおっしゃっている「ベッドから出られずシャワーを浴びることができない」という考えについてですが，もし，あなたがそのときもう一歩踏み込んで，まずベッドの隅のほうに脚を向けるように自分に言い聞かせたら，脚は動かなかったでしょうか？　そして立ち上がるよう自分に言い聞かせたら，できなかったでしょうか？　そして片足をもう片方の足の前に出し，シャワーに向かって歩くよう言い聞かせていたら，あなたの足は動かなかったでしょうか？　そして，ひとたびシャワーの前まで来たら，水を出すように自分に言い聞かせたらできなかったでしょうか？　私の考えが理解できましたか？

患者さん：ええ，そんなふうに言われたら，できたかもしれないという気がしてきました。

治療者：すばらしい！　それでは，もしあなたが本当にもう一度ベッドから出られずいつもの活動ができないと思うくらいのレベルのうつになったら，先ほどお話しされたのとは別の，どんなことができると思いますか？

患者さん：私は，自分の考え，ええと，先生はそのことを何と呼んでいましたか？　たしか仮説とおっしゃっていたと思いますが，大抵それは妥当なものだと思うのですが，間違っていることもあるので検証する必要があると自分に気づかせられると思います。もし「ベッドから出られずシャワーを浴びることができない」という思考を検証したら，確実に，実際はこれらのことは可能だということに気づくと思います。

非典型的な例と問題となる反応

時々，症例5で示されているように，患者さんが現実的な問題に認知の再構成を応用しようとして問題が生じることがあり，その問題に関する不安を減らす効果が得られなかった場合にはこのテクニックに対し憤りを感じ，自信を失ってしまうことがあります。現実的な問題にテクニックを応用する試みに対して悪い印象を持ってしまう可能性を最小限に抑えるためには，最初に導入するときに，認知のテクニックは現実的な心配事と過剰な心配を区別するのに役立つものであると説明することが有効です。予測している出来事は確かに高い確率で起こりそうで，その出来事の根拠が大げさに扱われているわけではないという証拠があれば，患者さんはその心配事が現実的なものであると理解します。そのような場合には，逆説的とも言われかねない介入を応用することが有効であることがわかっています。例えば，症例5のように，「私はあなたが不安に思ってくれてよかっ

たと思います」といったことを伝えると効果的です．私が加虐的な人間ではないと仮定して，なぜそのように言うのか，理解できますか？　もちろん，ワークブックの第10章で説明している現実的な問題に対処するテクニックは役立ちますので，今それを始めるか，または，患者さんにそのテクニックは第10章で扱うことを伝え，過剰な不安に再び意識を集中させるかどうかを判断するとよいでしょう．

　患者さんの中にはネガティブな思考に意識を向け始めると不安のレベルが高まると話す方たちがいます．この問題に対する適切な回答は，「認知療法の治療者は決して負けない」という格言を説明することと言えます．私たちはこの"悪化する（不安が高まる）"という感覚をポジティブに捉えられるように，または少なくとも患者さんがこの感情のポジティブな側面を知ることができるよう枠を組み直します．ゴルフコースを思い浮かべることがここでは役立つかもしれません．不安の高まりの持つ機能は，ゴルフコースのホールの旗のようなものです．または，車の運転のメタファーが役立つかもしれません．不安はこれまで通ったことのない高速道路の道路標識のような役割を果たしています．これらは，認知は確かに私たちの感情に大きな影響を与えるものであるということ，そして我々は不安の問題に関連する認知を同定してきたという，正しい道のりの上にいることを教えてくれるものです．このように私たちは正しい方向に向かっており，取り組む必要のあることに取り組んでいるのです．

　患者さんの中にはたとえ治療者が一連のセッションの中で何度かお手本を示しても，別の思考（代わりとなる思考）やバランスのとれた思考をすることが難しい人もいます．そのような場合には，治療者は患者さんに漸進的筋弛緩法のスキルを応用し，すぐにそのリラックスした状態で代わりとなる思考を同定する提案をするとよいでしょう．我々はこの方法で成功したことがあり，それは状況依存性の原則によるものだと考えています．すなわち，私たちの思考の中の不安を強めるネガティブなバイアスは，破局的な考えをあたかも信頼してもよいものであるかのように見せてしまう

だけではなく，とても強力であるがためによりバランスのとれた代わりとなるもの（代わりとなる考え）を見つけることも難しくしてしまう可能性があるのです。

　時々，患者さんが過去に心配していた失業する，拒絶される，恥をかく，といった出来事を実際に経験し，うまく対処できないことがあります。症例6では，患者さんが過去にうつ状態になり，実際に対処するのがとても難しく，非常に機能していない状態を経験したときのようになることを心配しています。このような場合に，治療者は患者さんが恐れている結果が再度起こったらどのような違いを見いだせるか，または次はどのように前回と異なる対処をすることが可能か，理解を助けるとよいでしょう。

　認知の再構成を行う試みにおいて，我々が見てきた中で治療者がしてしまいがちな最も一般的なミスのひとつに，患者さんの恐れている結果が彼らにとってどのような意味を持つのか，患者さんが一番恐れているのはどのようなことなのか，を完全に理解する前に，早まって自動思考に挑んでしまうことが挙げられます。例えば，症例6では，患者さんが新しいうつ病エピソードを経験することは恐ろしいと言ったとき，治療者の中には患者さんが次のうつ病エピソードが永遠に続くことを心配していると仮定した人もいるかもしれません。この仮説の場合，彼らは患者さんがどのような根拠をもってそのエピソードが永遠に続くと思っているのか，そして，それが永遠に続かないようにするためにはどのようなステップを踏めばよいのかを質問するとよいでしょう。もしそれがすでに明らかなのであれば，この質問は的外れで，患者さんにとってはあまり役に立たないかもしれません。それゆえ，治療者は患者さんが一番恐れていることを同定できていると仮定するのではなく，その思考に積極的に対峙し始める前に，常に，自分の仮定した内容を患者さんに聞き，確認するほうがよいでしょう（例：では，あなたが再びうつになることを心配するとき，うつは永遠に続くのではないかと思ってしまうのですか？）。

最後になりますが，私たちは患者さんの中には治療のプロセスそのものに心配を抱く方もいることに気づきました。つまり，時々患者さんはある特定のエクササイズを完全なやり方で応用できているかどうか，または症例2のように適切な心配事に対してエクササイズを応用できているかどうかを心配することがあるのです。過剰な心配はGADの中心となる要素ですが，これは大して驚くほどのことではありません。私たちの経験では，これらの心配事に対処するための最善の戦略は，患者さんが心配している他の出来事と同様にそれらを介入のターゲットとすることです。実際，これらの心配事は"ホットな話題"である傾向が強いほど，より効果的です。つまり，患者さんがセッション中に不安を感じていて，かつその悪い予測を比較的簡単に話題として用いることができるということです。ですから，もし患者さんが治療について完全主義的な悩みを抱えていたら，治療者はその感情にならい，その完全主義の背景にある自動思考（「このエクササイズを完璧に行わなければ絶対に効果が得られないだろう」というような）を同定してみましょう。そして，症例2のように，その思考と対峙しましょう。

第11章 心配するという行動の本質をつかむ
―― 恐れに向き合うということ ――

ワークブック 第8章 に対応

ワークブック第8章のまとめ

- 過剰な予測と破局的な思考を同定したか，そして認知の修正への挑戦に専念することができたかを振り返る
- リラクゼーションのトレーニングに専念できたかを振り返る
- キュー・コントロールド・リラクゼーション法を導入する
- 不安の過程を体系的に導入する目的の理論的根拠［不安の反応を減らすために心配事と直接向き合うことの価値について。また心配事への曝露はリラクゼーションと認知の再構成といった不安のマネージメントスキルを応用する特定の練習の準備となります］
- 想像曝露の準備として，イメージトレーニングを導入する
- 特定の心配を引き起こすイメージへの繰り返しの曝露を導入する
- セッションとセッションの間に行うための想像曝露の練習について詳述する

セッションの概要

- 簡潔なチェック
- アジェンダの取り決め
- 漸進的筋弛緩法の習熟度を高める
- 心配の想像曝露の導入
- ホームワークの取り決め
- セッションのまとめとフィードバック

簡潔なチェック

　この時間で，あいさつや患者さんの最近の状態についての報告，「不安の記録（リアル・オッズ＆コーピング）」，「パイチャート」，「毎日の気分の記録」などのモニタリング用紙の手短な振り返りやホームワークであった漸進的筋弛緩法の見直しを行い，前回のセッションで話し合ったその他のホームワークへの取り組みを簡潔に確認します。

アジェンダの取り決め

　このセッションでのアジェンダの提案には，漸進的筋弛緩法のトレーニングを進めることについての話し合いと，心配事の想像曝露の導入，ホームワークについての話し合いが含まれているとよいでしょう。

漸進的筋弛緩法の習熟度を高める

　もし患者さんが先週の漸進的筋弛緩法のトレーニングで良い結果を得ら

れていたら，治療者は次の段階のリラクゼーションのモジュールを導入するとよいでしょう。4個の筋肉のグループのリコール・リラクゼーション法を練習していた患者さんは家でワンステップのリラクゼーション法を練習し始めましょう。4個の筋肉のグループの方法を練習していた患者さんは4個の筋肉のグループでのリコール・リラクゼーション法を家で練習し始めましょう。先週良い成果を達成できなかった患者さんは今週も同じ方法を練習し続けましょう。

ワークブック
第**8**章
に対応

心配の想像曝露の導入

　想像曝露を導入するときは以下の5つのポイントについて説明するとよいでしょう。

1. 心配をコントロールする重要な方法は，不安を高めることが明らかなイメージ（想像）への曝露です。典型的には，これらのイメージは"連鎖"することがよくあります。またあるときには，これらのイメージは気逸らしによって回避されています。連鎖と気逸らしの両者が再学習と慣れを妨げ，これらのイメージに対する不安の維持に一役買っています。したがって，治療に極めて重要なことは，高いレベルの不安をもたらさなくなるまで，心配になるイメージに繰り返し向き合うことです。
2. 心配の持つもうひとつの重要な特徴に，特にGADをもつ人々の間においては，イメージ（心像）の抑制と言語的プロセスの優位性が関連する傾向があることが挙げられます。イメージの抑制もまた，不安なイメージに慣れることを妨げてしまい，GADの不安を維持することに寄与してしまいます。このように曝露の重要な要素は，イメージが非常に豊かだと恐怖の記憶構造すべてを活性化するということです。

3．患者さんが日々の生活の中で心配をもたらすことを繰り返しイメージすることと，プログラム中に行う想像曝露の違いを理解することが重要です．連鎖または気逸らし，もしくは言語的な処理過程への移行というのはすべて恐怖の構造を維持するのに関与しているものですが，患者さんは自分のイメージへの"曝露"がこれらと関連があることを理解する必要があります．対照的に，プログラムの曝露のエクササイズは，連鎖や気逸らしを防ぎ，患者さんがイメージに基づいた不安の処理過程を継続することを促してくれるでしょう．繰り返し曝露することを通して，患者さんは不安にならずに想像できるようになります．

4．心配をもたらすイメージに長時間集中できるようになることが重要なので，想像曝露が始まる前に，不安をあまり生じないシーンを用いて想像することそのものの練習を行うとよいでしょう．患者さんがそれぞれのシナリオに伴う身体的，感情的な感覚に意識を集中し，時間を費やすことが大切です．この本の第2，3章に記したように，心配することの過程そのものがイメージを抑制し，自律神経の中枢から末梢へ向かう命令も抑制するだろうということを思い出してください．このことは，想像曝露に生理学的な反応の要素を含めることの重要性を示唆しています．

5．不安をマネージメントすることと曝露の戦略の違いを患者さんに理解させることが大事です．これまで，患者さんはリラクゼーションと認知の再構成のテクニックを日々の生活の中で心配や不安に気づくために応用するよう指導されてきました．ここでは，患者さんは，曝露を行う前の一定期間，心配をもたらすイメージを思い浮かべるのを我慢するように求められます．他にも効果はありますが，そのようにすることで，彼らが生活上強い不安を感じるときに曝露をうまく応用することが，より容易になるでしょう．

ホームワークの取り決め

　このセッションでのホームワークには，ワークブックの該当章と次回のセッションで扱う章を読むこと，「不安の記録（リアル・オッズ＆コーピング）」用紙の記録，「毎日の気分の記録」用紙の記録の継続，そして漸進的筋弛緩法のエクササイズの練習（患者さんが1日2回，漸進的筋弛緩法を練習するのが理想的です），不安のエピソードが生じたときは可能な限り「不安の記録（リアル・オッズ＆コーピング）」，「パイチャート」の記録用紙を用いて認知の再構成の練習をすることが含まれているとよいでしょう。

ワークブック
第**8**章
に対応

セッションのまとめとフィードバック

　患者さんに，その日の収穫と言える何らかのメッセージや役立ちそうなポイントについてまとめてもらいましょう。また患者さんがセッションの内容に対してネガティブな心の反応を経験したかどうか，確認しましょう。

検討すべき原則とポイント

　曝露療法は，必然的に想像曝露を伴います。次章で説明する実生活の中で行う曝露反応妨害法と比べると，この想像曝露で不安をもたらす状況に実際に直面させることはありません。この曝露は純粋に想像によるものになります。もし患者さんが長期にわたり曝露を行ったのにもかかわらず"行き詰まるポイント"にぶつかり不安も減らない様子であれば，リラクゼーションと認知の戦略を応用するよう指導するとよいでしょう。万一マネージメント戦略が誤って用いられたり，曝露が効果なく行われているようであれば，治療者は必要に応じて修正のためのフィードバックを行いま

す。患者さんが特定の状況を想像する感覚を習得することができてから，より不安をもたらしやすい心配事を想像する段階に進みます。

　我々は，少なくとも最初の想像曝露はセッション中に治療者と行うことを推奨しています。想像曝露を行うとき，いくつかの原則を念頭に置くことが重要です。最初に，気逸らしと認知的な回避を最小限にするよう注意が必要です。例えば，患者さんに定期的に彼らの想像の内容（以下，イメージ）を我々に説明してもらうことにしています。したがって，患者さんに積極的に想像してもらうことよりもむしろ，シンプルに，苦痛の評価を定期的かつ客観的に行い，次に患者さんに何を見て，感じて，聞いているのかを質問します。セッション中の曝露を録音し，患者さんが家で練習できるようにすることも役に立つでしょう。経験的な回避を最小限にするため，私たちはあたかもそれが今起こっているかのように，患者さんにイメージを現在形で説明するようにしてもらいます。次に，コントロールの感覚を容易にするため，どのイメージから始めるかも，より強い不安をもたらす心配事にどのくらい早く進むのかも，患者さんに決めてもらうとよいでしょう。3つ目に，患者さんが，「普段特定の心配と関係した最も破局的な場面を考えようとはしないし，それに引き続く場面を想像することは決してない」と報告するのは，普通のことです（典型例としては，最も破局的な場面はあまりにも悲惨なので，患者さんはその話題に集中し続けることに耐えられないと思ってしまうことが挙げられます）。上記のような方法で，患者さんに，最も破局的な場面やその先に想像を進めさせることが重要です。患者さんが一度最も破局的な場面に直面したら，最初は翌日に，次に1週間後，1カ月後，そして半年後，1年後，2年後とイメージを"早送り"するよう求めると，症例4に示されているように自然に脱破局化のプロセスを授けることができることを我々は見出しました。

　この治療者主導の想像曝露は，ワークブックに記されている指示とは多少異なることを覚えておいてください。治療者とセッション中に行う想像曝露の指示は複雑すぎて患者さんがひとりで曝露を行うときに頭に置いて

おくことはできないと思いますし，またこれらの想像の内容は患者さんにとっては「現実になる可能性が非常に高いと感じていること」なので，最も破局的な場面の時点では，先のことを想像し続けたり，そのイメージを留めておくことが難しいと思います。ワークブックに記されている指示は，治療者なしで，自分自身でプログラムをすべて行う患者さんのために書かれています。治療者は自分の患者さんにこのことを伝え，ワークブックに書かれているものとは少し異なる方法で行うことを説明する必要があるでしょう。

> ワークブック
> 第**8**章
> に対応

ケース・スタディ

■症例1

患者さん：私が心配事を想像することに集中しているとき，不安になり始めても気を逸らさないことが重要だとおっしゃいましたよね。私は自分がどれほどひどい気分になっているかに集中すべきなのですか？

治療者：趣旨としては，どれくらいひどい気分になっているかに集中するのではなく，その心配を自分に十分に経験させてあげる，ということです。つまり，心配をもたらす思考とイメージに集中するということになります。これらの思考とイメージに自分を集中させることで，破局的な場面やその先を回避してしまいがちなのが，逆に，それらに直面するようになるのです。その上，被害者になっているという感覚も，あなたがご自身の反応の観察者になるということに置き換わります。繰り返しの曝露により，感じる苦痛が減ることを覚えておいてください。

■症例2

患者さん：私にとって一番煩わしい心配事のひとつは，18カ月の娘と行っているプレイグループの他の母親たちが，私の娘が他の子をつねったり髪をひっぱったりし始めたときに私を「悪い母親だ」と思うだろうということです。ですが，今曝露のためにその心配事に集中しようとしても，何も起こりません。練習のためにはどうしたらよいでしょうか？

治療者：そうですね，なぜそのようなことになったのか，いくつか考えられる理由があります。まず，今その状況におかれていることをイメージできるよう，もっとあなたの想像力を使わなくてはならないかもしれません。例えば，あなたは今プレイグループにいる場面を想像したいと仮定しましょう。あなたの娘さんが着ている洋服，あなたが抱いているとき彼女がどんな気持ちでいるのか，娘さんがどんな匂いか，想像してください。他の子どもたちは何色の洋服を着ていますか？ 遊んでいる間，子どもたちの立てる音を聞いてください。他の母親たちは何色の洋服を着ていますか？ 彼女たちの話し声を聞いてください。あなたの娘さんが髪の毛をひっぱったときに相手の子が泣き叫ぶ声を聞いてください。あなたの筋肉の緊張が高まるのを感じ，子どもに駆け寄りたいと駆り立てられるにつれあなたの呼吸が速くなるのを感じてください。あなたはこのような感じでそのシーンの真っ最中に自分を置いてみるよう試していましたか？

患者さん：いいえ，私はただ繰り返し考えていただけでした。あなたが話してくださるのと同時に想像をしたら，確かに，前よりも不安になり始めました。

治療者：素晴らしい。今はそのシーンを想像し続けるようにしてみて，そしてあたかもそれが今起こっているかのように，自分自身がその中にいるよう想像し続けてください。次に何が起こるか見てみましょう。

■症例 3

患者さん：家で練習しているとき，心配事を 30 分間想像しましたが，想像するたびに私の不安はただ増えるばかりでした。うまくいっているとは思えません。

治療者：そうですね，あなたの不安が減らなかったのにはいくつか原因が考えられるでしょう。最初に，あなたは 1 つの心配事に集中していましたか？　それとも想像している途中に他の心配事が浮かんできましたか？

患者さん：いいえ，1 つの心配事に集中していました。

治療者：そうですか。想像曝露に慣れる確率は人によってバラバラで，同じ方であっても心配の内容ごとに異なります。慣れ始めるまでにより長期の曝露を必要とする方もいるので，私たちはまず 30 分の曝露から始めるようお勧めしています。しかし，それよりももっと長い時間を要する方もいます。その心配事に今，集中してみて，あなたの不安のレベルに変化があるかどうか，これから 45 分間観察してみるというのはいかがですか？

■症例 4

治療者：では「父親が母親とケンカをしている間にナイフを持ち出して自分自身を傷つけるのではないか」というあなたの心配事に対して，曝露を行いましょう。今は 0 から 100 までの点数で言うと不安のレベルはどのくらいですか？

患者さん：40 くらいです。

治療者：わかりました。あなたの好きなところから想像を始めてください。私はあなたに，それがあたかも今起こっていることであるかのよ

うに想像し，何を見て，感じて，聞いているのかを教えていただきたいのだ，ということを思い出してください。目を閉じ，それがあなたの心の目が想像をするのに役立つかどうか見てみてください。

患者さん：電話が鳴るのが聞こえます。それを取ると，母の声が聞こえます。母はとても興奮しているようでした。母はまたケンカをしたのだと私に言い，後ろで父が叫んでいるのが聞こえました。ケンカを止めるために母は私にできるだけすぐ来てほしいと言いました。母は父が大きなナイフを引き出しから持ち出したと言い，電話を切りました。私はショウゴに両親がまたケンカしていること，そこに行かなくてはならないこと，さもなければ父が父か母を傷つけるだろうと伝えました。私は鍵を持って車に飛び乗りました。できる限り速く運転していましたが，父がナイフを持っている姿を頭から切り離すことができませんでした。

治療者：何を感じていましたか？　どこでそれを感じましたか？

患者さん：心臓がドキドキし，お腹のくぼみに何かを感じます，そして今回，父は本当にやってしまうのではないかという感覚があります。

治療者：とても上手にできていますよ。その感覚を少し保ってください（そして治療者は1～2分の間静かにしています）。あなたの不安のレベルは今0から100までの点数でどのくらいですか？

患者さん：55です。

治療者：素晴らしい。次に何が起こりますか？

患者さん：私は両親の家に車を停め飛び降りました。今私は走っていて，母の声が聞こえます。母はヒステリックな声を出していますが，父の声が全く聞こえないので，私の神経は高ぶります。玄関のドアから入ると父がいました。父は床に倒れており，父の腕と首が切られています。父は血だらけです。母は抑えることができないほど泣きじゃくっています。私は母に救急車を呼んだかどうか聞き，母がいいえと横に首を振ったので電話を掴み取り救急車を呼びました。救急車が到着す

る数分前，待っている間に私も泣きだしてしまいました。そしてこれは私のせいだと思いました。もし私がもっと速く車を運転していれば，父は自分自身を傷つけずに済んだかもしれません（*患者さんは今セッション中に泣いています*）。今，救急車のサイレンが聞こえ，救急隊員が入ってきました。彼らはすぐに父をストレッチャーに乗せ，救急車に私か母のどちらかが同乗するかどうか聞きました。私の母はまだヒステリーを起こしていたので私が行くことにしました。

治療者：ではその場面で止まってください（*1～2分の間静かにしています*）。あなたの不安のレベルは今どのくらいですか？

患者さん：80くらいです。

治療者：とても上手に行えていますよ。このまま続けましょう。次に何が起こりますか？

患者さん：私たちは病院に到着して，救急隊員は父を救命救急部にすぐ運び込みました。看護師が私に外にある待合室の中で待つよう言いました。私はそこに座って，父は大丈夫だと祈るとともに，自分がもっと速く駆けつけなかったことをとても申し訳なく思っていました。私はショウゴに電話し，病院に来てくれるようお願いしました。そしてまた泣きだし，彼がそばにいてくれたらよかったのにと思いました。すると看護師が出てきて，とても残念だが，出血量があまりに多く，父を救うことができなかったと言いました。そのときショウゴが到着し，私は彼に抱かれ赤ん坊のように大泣きしました。

治療者：ではその場面で止まってください（*1～2分の間静かにしています*）。あなたの不安のレベルは今どのくらいですか？

患者さん：100です。

治療者：それでは，今度は1～2日後にイメージを早送りしてみましょう。何が起こっていますか？　何を見て，聞き，感じていますか？

患者さん：そうですね，私は父のお葬式にいます。すべての親戚や両親の友人がいます。私たちは父のお墓の周りに集まり，私の兄，ショウ

ゴ，叔父，いとこのひとりがそこに棺をおろしました。私は順番が回ってきたので父の棺の上にシャベルで土をかけました。私は泣きだし，父が血だまりの中で横たわっていた場面を思い出し続けていました。とてもとても悲しく，空っぽになった気分でした。

治療者：ではその場面で止まってください（1～2分の間静かにしています）。あなたの不安のレベルは今どのくらいですか？

患者さん：まだ100です。

治療者：素晴らしい！　ではその場面にもう少し留まってみましょう。今度は1週間後くらいまでイメージを早送りしてみましょう。何が起こっていますか？

患者さん：仕事に復帰する初日です。私はそれまでの1週間，ずっと泣いたり泣きやんだりを繰り返していました。まだ，ほぼずっと，父のことを考えています。仕事に集中するのが難しい時期でしたが，頑張って少しやり遂げることができました。

治療者：そうでしたか。では1カ月後はどうですか？

患者さん：そうですね，父のことをまだたくさん考えていて，父が血溜まりに倒れていた姿をいまだに思い出します。でも今はずっとというわけではなく，お客さんと話をしているときは相手の話に集中することができます。父のことを考えると涙が浮かびますが，以前のように泣きじゃくることはなくなりました。

治療者：それでは，あなたの不安のレベルは今どのくらいですか？

患者さん：少し良いですね，たぶん90か80くらいです。

治療者：わかりました。では半年後はどうでしょうか？　何が起こっていますか？

患者さん：ええと，私が仕事やショウゴと週末に何かしていて忙しいときは大丈夫になっていると思います。母や兄を訪ねるとき，または家でひとりのとき，私は父のことを考え始め，とても悲しくなるでしょう。

治療者：それでは1年後は？
患者さん：ほぼ普通に戻っていると思います。仕事中やショウゴ，友達と過ごしているときはほとんど父のことは考えないだろうと思います。今はもう父の誕生日や命日，母や兄を訪ねるときにだけ，つらくなります。そして，なんと，そういったとき，私はただ悲しくなるだけではなく，温かく愛情深い気持ちにもなるのです。そういうとき，私は父と分かち合った物事について考えたり，父が亡くなる前よりもずっと，感謝しているのです。
治療者：では今のあなたの不安のレベルはどのくらいですか？
患者さん：ずっと良くなりました。たぶん30か，20くらいです。

■症例5

患者さん：私がキュー・コントロールド・リラクゼーション法をするとき，「リラックス」という言葉を口にするとさらに緊張するような気がします。みんながいつも私にただリラックスするようにと言うので，その言葉が私の気分をさらに悪くしてしまいます。
治療者：例えば「落ち着いて」とか「大丈夫」といったあなたの好きな言葉をキューとして使ってよいですよ。ただ，練習するときは，リラックスする感覚と関連づけることができるよう，同じ言葉を毎回使い続けてくださいね。

非典型的な例と問題となる反応

おそらく，想像曝露に伴う最も多くみられる問題は，他の形式の曝露と同様に，「患者さんを曝露に取りかからせること」です。これは，心配をコントロールするために認知的な回避（言い換えれば，気逸らし）を頻繁にしている人に特に当てはまります。曝露に取りかかることの難しさは，

たいてい，「心配することに対する心配」に起因しています。私たちは，この心配を，患者さんが抱えている他の心配事と同様に扱うことが最も効果的だと気づきました。したがって，このような患者さんには，「想像曝露を行うことに対する心配」に対する曝露から始める提案をするとよいかもしれません。つまり，患者さんは自分の心配事に対して曝露を行うと，どのような恐ろしいことが起こるのかを想像するのです（失業やアクシデントに見舞われるなど）。または，その代わりの案として，治療者は想像曝露についての認知の再構成を手助けしてもよいでしょう。ここで，治療者は患者さんに根拠に基づいた分析を勧めましょう（例：失業するという心配事に曝露されると〇〇〇になってしまうという根拠はどのようなものですか？）。そして「それがどうした？」のテクニックを応用するのです（例：もし失業するという心配事に曝露されることで一時的に不安が高まったとしたら，それがどうしたというのでしょう？）。

　おそらく，曝露の方法に伴う次に多くみられる問題は，患者さんが最も破局的な場面にアプローチするときやその場面に直面したときに，免れたいと思ってしまうことです。ここで頭に置いておくとよい原則が2つあります。1つ目は，治療者が患者さんを曝露の手順の始めから終わりまでずっと褒め続けることで，「患者さんには最も破局的な場面での不安に対処する能力がある」と信じていることを示すことです。次に，もし患者さんが最も破局的な場面を経験する前やその直後に曝露を急にやめてしまった場合には，患者さんの心が落ち着き，準備ができたらすぐに曝露に戻るように励ますことです（患者さんが速やかに治療に戻ることができるよう，もし役に立つようであれば，リラクゼーションや認知の再構成を用いましょう）。

　想像曝露に伴うその他の問題についてはワークブックの第8章の最後で検討します。

第12章 恐れを乗り越え，行動する

回避と安全行動を扱うこの章は，明らかにこれらの問題がある場合にのみ必要となります。もし回避や安全行動が問題となっていない場合には，治療者はリラクゼーションのトレーニングと想像曝露のみを集中して行い，ワークブックの第10章へ進むとよいでしょう。一方，もしそれらの問題がある場合には，治療者は，生活の中への問題の広がり具合や患者さんの治療の進度に応じて，回避と安全行動を扱うために数セッション使ってもよいでしょう。

> ワークブック
> 第9章
> に対応

ワークブック第9章のまとめ

- 患者さんがリラクゼーションのトレーニングとセルフ・ステートメントのテクニックをどのように応用しているかを確認する。想像曝露のエクササイズの練習を見直す［リラクゼーションは自暴自棄になって行われているようではよくありません］
- 確認行動に対する反応妨害法と，過剰な不安による回避といった実際の状況の中で曝露を行う目的の理論的根拠について［回避や確認行動のないケースであっても，反応妨害法と実際の生活上の状況において曝露を行うことで破局化は起こらないということを学ぶよい機会となります。その上，これらのエクササイズは患者さんの不安の問題と関連する日々の状況において，不安のマネージメントスキルを応用する練習（リラクゼーションと認知の再構成）にもなるのです］

- どの程度の不安が誘発されるかをもとに，自分自身で曝露や反応妨害法の課題を行うための不安階層表を作成する
- 不安階層表の項目に対する繰り返し曝露を行う方法を説明し，最も不安を誘発しにくい項目から曝露を開始する
- セッションとセッションの間に実際の生活上の状況において行う曝露の練習について詳述する

セッションの概要

- 簡潔なチェック
- アジェンダの取り決め
- 漸進的筋弛緩法の習熟度を高める
- 想像曝露の継続
- 実際の生活上の状況における曝露と反応妨害法の導入
- ホームワークの取り決め
- セッションのまとめとフィードバック

簡潔なチェック

　この時間で，あいさつや患者さんの最近の状態についての報告，「不安の記録（リアル・オッズ付き）」,「パイチャート」,「毎日の気分の記録」などのモニタリング用紙の手短な振り返りやホームワークであった漸進的筋弛緩法の見直しを行い，想像曝露や前回のセッションで話し合ったその他のホームワークへの取り組みを簡潔に確認します。

アジェンダの取り決め

このセッションでのアジェンダの提案には，漸進的筋弛緩法のトレーニングを前に進めていくことについての話し合いと，想像曝露の継続，実際の生活上の状況において行う曝露と反応妨害法の導入，ホームワークについての話し合いが含まれているとよいでしょう。

漸進的筋弛緩法の習熟度を高める

プログラムのここまでの時点で，すべての方ではないかもしれませんが，ほとんどの患者さんに対して，ワンステップのリラクゼーション法を家で行うことが指導済みであるとよいでしょう。

ワークブック 第9章 に対応

想像曝露の継続

患者さんが希望している場合，前回のセッションの曝露よりも不安を誘発しやすい心配事に対し，治療者の援助の下で想像曝露を行うとよいでしょう。もし患者さんがより不安を誘発する心配事への曝露に進む準備ができていない場合には，前回のセッションの続きの想像曝露を継続しましょう。

実際の生活上の状況における曝露と反応妨害法の導入

実際の生活上の状況において行う曝露と反応妨害法を導入するとき，以下の3つのポイントについて説明するとよいでしょう。

1. 患者さんが繰り返し練習しているにもかかわらず不安が減らない場合には，その原因について理解を深めていくのがよいでしょう。こ

れらの原因には長期にわたる巧妙なパターンの回避や，安全行動，根拠の誤った解釈などが含まれます。
2. もし患者さんが練習を避けたり，練習中に安全行動をとってしまうようであれば，どのようなときにそうなるのかを理解することに意識を集中させると効果的なことがよくあります。そのような安全行動をとりたくなる要因に気づくことはとても重要で，必ず「安全行動をとらずにその状況を我慢していると何らかの恐ろしい結果につながってしまう」という予測に基づいています。患者さんには自分を厳しく非難するのではなく，練習を避けたり練習中に安全行動をとってしまった実例から学ぶように励ますのがよいでしょう。我々は患者さんが素晴らしい漫画を投稿している *A Second Helping of Chicken Soup for the Soul* (Canfield & Hansen, 1995) の p.281 をこの点について気づかせてくれる参考資料としてお薦めしています（その漫画では，ある女性が彼女の経験を成功と学習体験に分け，学習体験に重きを置いて分類しています）。
3. 不安のマネージメントの戦略，特に認知の再構成は，患者さんに「体験する不安の感情とともに状況に対応することの有効性」を実感してもらうために，実際の生活上の状況で行う曝露の練習の前に見直しておきましょう。

ホームワークの取り決め

このセッションでのホームワークには，ワークブックの該当章と次回のセッションで扱う章を読むこと，「不安の記録（リアル・オッズ＆コーピング）」用紙の記録，「毎日の気分の記録」用紙の記録の継続，そしてワンステップの漸進的筋弛緩法のエクササイズの練習（患者さんが1日2回，漸進的筋弛緩法を練習するのが理想的です），不安のエピソードが生じたときは可能な限り「不安の記録（リアル・オッズ＆コーピング）」，「パイ

チャート」の記録用紙を用いて認知の再構成の練習をすること，家で想像曝露の練習をすること（最低週3回），もし関連があれば反応妨害法を用いた実際の生活上の状況において行う曝露（これも最低週3回）が含まれているとよいでしょう。

セッションのまとめとフィードバック

患者さんに，その日の収穫と言える何らかのメッセージや役立ちそうなポイントについてまとめてもらいましょう。また患者さんがセッションの内容に対してネガティブな心の反応を経験したかどうか，確認しましょう。

> ワークブック
> 第9章
> に対応

検討すべき原則とポイント

不安の強度が増す順に患者さんが不安階層表の練習を進めていけるよう，段階的に曝露を行います。治療者は，典型的には患者さんが自ら曝露をしている間は一緒に行うことはありませんが，患者さんが目標を定め，練習を計画するのを手伝います。治療者はまた，特に逃避や回避の理由を見直すためのフィードバックもします。プログラムのこの時点で，患者さんは自分の課題や目標を決め，また熟達するための自分なりの感覚を養う必要があります。

多くの患者さんは，勇気を恐怖の欠如と捉えたり，自分自身を臆病だ，弱い人間だ，と見る傾向があります。しかし，Stanley Rachman (1990) らが *Fear and Courage* という本に記したように，勇気には異なる定義があります。彼らの視点では「勇気とは恐怖が存在する上での行動である」と言えます。こうして見ると，患者さんは曝露の練習をするときはいつも勇気を表に出す，または勇気をふるい出しています。もしこのような勇敢さについて患者さんが異なる視点を認識するように仕向けることができた

ら,「臆病だ」「弱い」といったものから,「勇気があり内面が強い」というように, 曝露の練習はセルフイメージの再構成にも有効なものとなります。

患者さんが治療終了に向けて準備をするために, このセッションの後は, セッションの間隔をあけます。これまで, セッションは典型的には毎週行われてきました。これから先は, 通常, 患者さんが自分自身でスキルを応用する練習をするため, 隔週でスケジュールを組みます。

ケース・スタディ

■症例1

患者さん：私はとても不安になると確信しているので, 本当に, これらのエクササイズをやらないほうがよいと思います。長い間, 友達が何か頼んできたときや他の人たちからの要求に対して「No」と言わずに過ごしてきました。そして今, あなたが私にやりたくないことをさせようとしています。

治療者：あなたがこれまで避け, 延ばし延ばしにしてきたことをしようとすると, 最初の数回はもちろん不安を感じるはずです。でも, その反面, これは繰り返し練習をすることで, 容易になっていくものでもあります。そのような長期的な見返りがあることを覚えておくことが大切です。また, あなたは新しい一連のコーピングスキルを身につけ, これまでのやり方を強化してきており, それらは思い切ってやろうとすることに対し不安を感じたときに役に立ちます。最後に, 私たちが取り組んできた, 段階的な, 一度に一段ずつ上っていくようなアプローチを思い出してください。より難しい曝露の課題は, 小さなステップに分けることができます。そして次の課題に進む前に, これらの小さなステップのそれぞれを, 慣れるまで何回も行うことができるので

す．例えば，「No」と言うことについてですが，あなたにとって求められることが少ない項目から始め，徐々に労力が必要なものへと進めていくことができます．その他にも，あなたがより慣れ親しんでいる方の要求を聞くことから始め，徐々に慣れていない相手からの要求に応えることへと進めていくこともできるでしょう．

■症例2

患者さん：私には練習すべき曝露があまりにもたくさんあるので，このプログラムを永久に終えられないのではないかと思います．どのくらいの期間を要するものなのでしょうか？

治療者：私たちは，あなたが回避したり，安全行動を用いてコーピングしている練習や状況ひとつひとつに対して練習することを強く勧めてきました．不安は雑草のようなものです．もしあなたが練習でいくつかの状況を飛ばしてしまうと，それは雑草の根っこを引き抜かないようなもので，その不安がいずれ大きくなり問題になる可能性が高まります．ですから，練習には多少，時間がかかります．しかし，いくつかの状況に共通する効果が認められることがよくあります．私が言いたいのは，それぞれの状況を乗り越えていくことで，あなたはおそらく別の多くの状況が，多少楽になることに気づくでしょう．このため，今はいくつかの曝露の練習は大変に思えるかもしれませんが，不安階層表の段階を上げていくにつれ，おそらく「その項目は対処可能である」と思い始めていることに気づくはずです．

> ワークブック
> **第9章**
> に対応

■症例3

患者さん：もし，妻にすべて大丈夫かどうか確認するための電話をしないとしたら，私はとても心配になり，心配することで私の集中力は削が

れるだろうと思います。そして，まったく仕事にならないと思います。あなたは本当に，妻への確認をしないでほしいとおっしゃるのですか？

治療者：もう一度言いますが，あなたは段階的なアプローチで，これを小さなステップに分けて行うことができます。ですから，週末は奥さんに確認をしないというところから始めて自分をその状況に慣れさせ，それから仕事をしている日にも確認をしないようにしてもよいのです。加えて言いますが，もしあなたが2〜3時間ごとに奥さんに確認をしているとしたら，4時間に1回にするところから始めてもよいでしょう。それから，4時間に1回確認することに慣れたら，1日1回にすることなどもできるでしょう。また，現実的に心配事があなたの仕事を邪魔すると自分に言い聞かせていることについても検証することが大切です。あなたは「まったく仕事にならないと思う」と言いました。それはどんな仕事もやり終えることができないだろうという意味ですか？ もしそうだとしたら，その根拠は何ですか？ もしそうでないとしたら，あなたはどのくらい仕事のパフォーマンスが落ちてしまうだろうか，それはどれほどひどいことなのかと自分自身に問いかける必要があるでしょう。

■症例4

患者さん：不安になると頭が真っ白になって，自分が何を言っていたかを忘れてしまうことや，誰かが私に話した内容を忘れてしまうことが心配です。

治療者：そうですね，そういうとき，あなたは「ボーッとしている」あるいは注意散漫というような状態なのですから，意図的に相手に話を繰り返してもらうようお願いしてよいのですよ。

患者さん：注意を払っていたのに忘れたとしても，ですか？

治療者：ええ。そうすることで，あなたは練習で，よりコントロール力をつけることができます。例えば，もしこの練習を一緒に行うにあたって，より慣れ親しんでいる方がいるとしたら，その方たちと一緒に始めるとよいでしょう。時が経つにつれ，徐々に自分自身でチャレンジしていくことができるでしょう。

非典型的な例と問題となる反応

ワークブック
第9章
に対応

　MAWプログラムのこのセクションの大半は自分自身で行う人が多いため，練習の割り当て方法が問題となる可能性があるでしょう。この時点での治療者の役割は，練習することの重要性やどの程度状態の改善が練習に依存するものであるかを強調して伝えることです。時々，患者さんが典型的な日々の生活パターンを変えてしまうと，家族も影響を受けることがあります。そのような状況のときは，「本人にとって重要な他者に対して，自らの治療について説明する方法」を話し合うことが役立ちます。

　時には，患者さんが「曝露の練習を始めるのが大変すぎる」と話すことがあります。このような場合には，症例3にあるように，治療者は練習をより小さなステップに分解し段階的に行うという原則を応用するように手助けしてあげるのがよいでしょう。その他の例としては，患者さんが心配のあまり予約時間の30分前に到着する傾向がある，ということが挙げられます。もし患者さんがあえて2～3分遅刻するという練習を行うのが大変すぎると感じるようであれば，普段より15分，10分，もしくは5分遅く家を出る練習を勧めることもできます。この最初の練習が身についた後で，患者さんは家を出る時間をさらに遅くすることで，練習をより段階的にチャレンジングなものにすることが可能です。

　時々，心配を予防する実際の曝露または反応妨害法の練習を行うことに対して気が進まない人が「私は今まで一度も汚れたお皿をシンクに置きっぱなしにしたことがないのに，なぜそれを今やらなくてはならないのです

か？　他人がどう思うかを心配しなかったとしても，私はお皿をシンクに残しておくようなことはしないでしょう」といった表現をすることがあります。患者さんには，曝露の不安階層表は，時々，習得やコントロールの感覚を強く植え付けるために"普段行われていること"を超越することがあると認識してもらわなければなりません。したがって，彼らがある特定の活動を普段していないとしても，またはあることをしないようにしているとしても，患者さんはこういった練習の価値を理解する必要があるのです。階層表の一番上にある項目を練習しないということは，患者さんがのちのち過剰な不安を再び抱える可能性を残すことになります。症例2に出てくるガーデニングの例え話がここで役立つかもしれません。不安階層表の一番上の項目を残してしまえば，根っこを取り除かずに雑草の葉の部分だけを引き抜いたようなものです。最もよくみられる恐怖の中のひとつ，人前で話をすることを乗り越える例を話し合うのも役に立つかもしれません。最初は20人を相手に授業をすることさえとても緊張するかもしれませんが，200人の前で何回か授業をした後では，20人の前で行うのは"朝飯前"のように感じられるでしょう。

　患者さんの中には自分たちの治療の成功を「曝露のエクササイズ中にどのように感じたか」という点で評価する傾向を持つ方がいます。エクササイズ中にどのように感じたかではなく，与えられた課題を全うしたかどうかという視点で自身の成功を評価するよう勧めましょう。治療者は，患者さんが「練習中に非常に不快であったにもかかわらず練習をやり遂げた」と話したときに備えて，最も効果的な褒め言葉を用意しておきましょう。このような場合，または曝露の練習の結果不安のレベルが高まった場合，治療者は患者さんに行動変化は恐怖の減弱に先立つことがよくあることを思い出してもらうとよいでしょう。さらに，このような「悪化した」という感覚はポジティブなものと捉えることができるかもしれません。もう一度繰り返しますが，ゴルフコースと高速道路の標識の例が役立つでしょう。不安が高まることは，ゴルフコースのホールにある旗や，今まで行っ

たことのない高速道路の標識のように，私たちが正しい道のりの上にいることや，必要な曝露の練習に取り組んでいることを知らせてくれる働きをします。

　時々，患者さんが「繰り返し曝露を試みても不安のレベルが減らない」と話すことがあります。ほとんどのケースにおいて，これはなんらかのパターンの回避，安全行動または認知的な回避が原因となっています。

ワークブック
第**9**章
に対応

第13章 実際の問題に向き合う
―タイムマネージメント，目標設定，問題解決へのヒント―

この章では，問題が存在することが明らかな場合にのみ必要な，過度な取り組みや非効果的な問題解決スキルを扱います。もし患者さんが効果的なタイムマネージメントや問題解決のスキルを持っている場合には，治療者はこのセッションでリラクゼーションのトレーニングと想像曝露（もし患者さんに関連する事象があれば，実際の生活上の状況において行う曝露も実施する）のみに集中する，あるいは簡単に済ませてワークブックの第11章へと進んでもよいでしょう。

> ワークブック第10章に対応

ワークブック第10章のまとめ

- 患者さんがリラクゼーションのトレーニングとセルフ・ステートメントのテクニックをどのように応用しているかを確認する［明らかな，まははっきりとはしないが行われている安全の補助となるもの（回避や安全行動），認知的な気逸らしの使用について患者さんの反復練習の様子を話し合いましょう］
- 不安の問題をさらに複雑にする，現実的なストレッサーの2つの主な原因について説明する。（1）過度な介入の結果，疲れてしまうこと，（2）時々皆が経験する危機や問題について
- タイムマネージメント，目標設定，ブレインストーミングを通じた問題解決など，実際の問題に対処するテクニックを説明する
- タイムマネージメントの効果を評価する

- より効果的に時間を使うため，タイムマネージメントと目標設定の戦略を説明する［タイムマネージメントの原則は，責任のある仕事を人に任せること，「No」と言うこと，アジェンダに専念することです。目標設定には活動計画の中で優先順位をつけ，その優先順位に従って課題のスケジュールを立てることが含まれています］
- 効果的な問題解決の戦略であるブレインストーミングの説明［ブレインストーミングにはいくつかのステップがあります。すなわち，特定の言葉で問題を定義すること，それぞれの解決策を評価する前に，考えられる可能性を同定すること，解決策にランクをつけること，それぞれの理にかなった解決策に対し，計画を立てること，計画を実行に移すこと，最善の解決策から始めること］
- セッションとセッションの間に行うためのブレインストーミングとタイムマネージメントの練習について詳述する

セッションの概要

- 簡潔なチェック
- アジェンダの取り決め
- 漸進的筋弛緩法の習熟度を高める
- 想像曝露の継続
- 実際の生活上の状況における曝露と反応妨害法の継続
- タイムマネージメントとブレインストーミングの導入
- ホームワークの取り決め
- セッションのまとめとフィードバック

簡潔なチェック

この時間で，あいさつや患者さんの最近の状態についての報告，「不安の記録（リアル・オッズ＆コーピング）」，「パイチャート」，「毎日の気分の記録」などのモニタリング用紙の手短な振り返りやホームワークであった漸進的筋弛緩法の見直しを行い，想像曝露や前回のセッションで話し合ったその他のホームワークへの取り組みを簡潔に確認します。

アジェンダの取り決め

このセッションでのアジェンダの提案には，漸進的筋弛緩法のトレーニングを前に進めていくことについての話し合いと，想像曝露の継続，実際の生活上の状況において行う曝露と反応妨害法の導入，ホームワークについての話し合いが含まれているとよいでしょう。

> ワークブック
> 第10章
> に対応

漸進的筋弛緩法の習熟度を高める

これまでの時点で，もしまだ始めていなければ，すべてではなくともほとんどの患者さんに，一日の中で緊張を感じているときにワンステップのリラクゼーション法を用いる練習を始めるよう指導しましょう。

想像曝露の継続

これまで練習してきたものよりも不安を誘発しやすい心配事への曝露に進む準備ができているかどうか，話し合いましょう。もしタイムマネージメントとブレインストーミングが患者さんに必要で，このセッションで扱うことになるのであれば，おそらく想像曝露をする時間はないでしょうから，家で練習をしてもらうとよいでしょう。もしタイムマネージメントと

ブレインストーミングは不要で省くのであれば，治療者主導の想像曝露をセッション中に行う時間が十分に取れるはずです。

実際の生活上の状況における曝露と反応妨害法の継続

もし実際の生活上の状況において行う曝露が患者さんに役立ちそうで，患者さんが前回のセッションから今回までの間に練習を始めたのであれば，これまで練習してきたものよりも不安を誘発しやすい心配事への曝露に進む準備ができていると思えているかどうか，話し合いましょう。

タイムマネージメントとブレインストーミングの導入

タイムマネージメントとブレインストーミングを導入するとき，以下の4つのポイントについて説明しましょう。

1. 患者さんが不安のマネージメントとコントロールの戦略，タイムマネージメントと問題解決の戦略の違いを知ることが大切です。これまで，患者さんは不安のマネージメントとコントロールの戦略を過剰な不安に対して応用するよう教えられてきました。今度は，ほとんどの人がある程度不安に思っている現実のストレッサーについて（おそらく不安の強さは低いかもしれませんが）問題解決をさせるようにします。
2. 患者さんには，タイムマネージメントの効率を悪くさせ，物事に過剰に取り組んでしまう原因となっているいかなる認知のエラーも，認識してもらいましょう。例えば，完全主義的な心配事や，他者がどのくらい物事を上手にこなしているかといった心配は，責任のある仕事を人に任せることを妨げます。同様に，「No」と言うことを受け入れられないと予測している場合には，「No」と言うことが難

しくなります。そのような予測はどのようなものでも，認知の再構成の戦略の対象とすべきでしょう。
3．ブレインストーミングをするとき，問題をはっきりさせ，具体的な用語で述べることが必要不可欠です。すべての解決策が同定される前に，まだ可能性がある解決策を変更したり削除したりしないことも必要であると強調してください。最初は愚かに聞こえるようなアイディアでも，さらなる検討によっては役立つ解決策の種となるかもしれないからです。
4．患者さんには，最初の計画がうまくいかない可能性があることに備えて，代わりのまたは万一のための計画を立てておくように勧めましょう。

> ワークブック
> **第10章**
> に対応

ホームワークの取り決め

　このセッションでのホームワークには，ワークブックの該当章と次回のセッションで扱う章を読むこと，「不安の記録（リアル・オッズ＆コーピング）」用紙の記録，「毎日の気分の記録」用紙の記録の継続，そしてワンステップの漸進的筋弛緩法のエクササイズを緊張を感じたときはいつでも応用すること，不安のエピソードが生じたときは可能な限り「不安の記録（リアル・オッズ＆コーピング）」，「パイチャート」の記録用紙を用いて認知の再構成の練習をすること，家で想像曝露の練習をすること（最低週3回），もし関連があれば反応妨害法を用いた実際の生活上の状況において行う曝露（これも最低週3回），そしてタイムマネージメントの戦略を毎日使い，関連がありそうであればブレインストーミングのテクニックを実生活上の問題や危機に応用することが含まれているとよいでしょう。

セッションのまとめとフィードバック

　患者さんに，その日の収穫と言える何らかのメッセージや役立ちそうなポイントについてまとめてもらいましょう。また患者さんがセッションの内容に対してネガティブな心の反応を経験したかどうか，確認しましょう。

検討すべき原則とポイント

　このセッションは，ブレインストーミングの中で代わりとなる解決策を同定し評価するためのフィードバックを提供できるよう，教育的な説明と治療者によるコーチングを組み合わせた内容を含んでいます。

ケース・スタディ

■症例 1

患者さん：私はとてもうまくやっていると思っていたのですが，今週は不安がすごく高まった日が 2 ～ 3 日ありました。今は出発地点に戻っていると感じています。

治療者：強い不安を感じていたときには，何を心配していたのですか？

患者さん：お決まりのことです。娘がプレイグループで他の子たちに攻撃的だったこと，そして私は他の母親たちが私のことを悪い母親だと思うだろうと心配していました。

治療者：その瞬間にあなたがなぜ不安になったのかを順に説明するとどのような感じですか？

患者さん：はい，その方法については以前よりも簡単に理解できます。私は恥ずかしいと感じ，すぐに他の人たちが私のことを負け犬だと思っ

ているに違いないと思いました。その根拠を考えてみると，事実を取り上げておらず，心配が現実に起こるだろうと思っていたことに気づきました。

治療者：では，起こる確率を過剰に見積もり続けていたのですね。

患者さん：はい。

治療者：振り出しに戻ったという考えに関して，パイチャートを使ってみるのはいかがですか？ あなたは振り出しに戻ったと思うかもしれませんが，おそらく，それについて別の見方があるでしょう。他には（代わりとなる）どのような考え方があると思いますか？

患者さん：そうですね，たぶん，私は振り出しから前に進んだことが一度もなくて，自分が成長したかどうかを考えたとき，自分をバカにしてしまうのです。

治療者：（笑）まあ，それはひとつの代わりとなる考え方だと思います。もう少しバランスのとれた，代わりとなる考え方はありますか？

患者さん：たぶん，私は成長してきたはずなのですが，いつも滑って転んでしまうのです。

治療者：いいですね。それをパイチャートの最初の考えの隣に記入してください。他には？

患者さん：スキルをもっと継続的に応用できるようになるために，より多くの練習が必要だというのはどうですか？

治療者：素晴らしい。それも書き込みましょう。その他には？

患者さん：うーん。今思いつくのはそのくらいです。

治療者：では，根拠を見ていきましょう。あなたが振り出しに戻ったということについては，どんな根拠がありますか？

患者さん：私は先週のうち2日間，悪いことが起こる確率を過剰に予測することがありました。

治療者：その他には？

患者さん：いえ，それだけです。

治療者：わかりました。では，その反対の考え方を見てみましょう。「あなたは前進しているということ，もっと練習が必要だということ，または，不安がパッと高まることがあってもシンプルにそれを経験すればよいということ，でも，全体としては，前よりもうまくやっている」という考え方にはどんな根拠がありますか？

患者さん：私のモニタリング用紙を見れば，最初に記録し始めた頃は不安になる日がほとんど毎日だったのが今は滅多になくなったことが見てとれると，はっきり言えることだと思います。

■症例2

患者さん：私は自分が必要以上に忙しいのだとわかっています．でも，友達に用事を頼まれたときに「No」と言い始めたら，もう彼らは私のことを友達でいてほしいとは思わなくなるでしょう．

治療者：その心配事を扱うときに，あなたの時間をもっと効率的に使うためにこれまで習ってきた別のスキルが役立ちそうです．これまで習ったスキルをこの状況にどのように応用しましょうか？

患者さん：「彼らが私を拒絶する」と私が考えていたとしても，実際に彼らがそうするわけではないということを思い出すことができます．それから，それがどのくらい実際に起こりそうなのかを調べます．

治療者：素晴らしい．この心配事について，自分を助けるために他にできることはありますか？

患者さん：そうですね，私は人に「No」と言う練習ができるかもしれませんが，神経質になりすぎて言えないかもしれません．

治療者：他の人たちよりもあなたのことを理解していると信じられる友人は何人かいますか？

患者さん：私の親友は，これがいかに私にとって消耗することなのかをわかってくれています．彼女はたぶん理解してくれると思います．おそ

らく，彼女をスタート地点にしたら，他の人に対しても道を開いていけると思います。

■症例 3

患者さん：これまで解決できたことのない問題が起こってしまいました。

治療者：それについてブレインストーミングを一緒にしてみましょう。どんな問題なのですか？

患者さん：学校に行く途中，通りがかりに頻繁に私の車にいたずらをする子どもの集団がいるんです。私は警察に電話をしたのですが，子どもたちが実際に悪さをしているときに捕まえないと何もできないと言われてしまいました。

治療者：警察に電話をしたのは良いスタートでしたね。他にどんな解決策を考えることができますか？

患者さん：わかりません。本当に効果があり実行可能な方法が他にあるとは思えません。

治療者：それでよいと思います。まず，最初に考えられるすべての考えを挙げてみましょう。そして，多くの考えを挙げてから評価をするのです。

患者さん：そうですね，私が思うに，車にアラームをつける，そうすることで子どもたちがアラームを鳴らしたときに近所の人が気づくチャンスが得られるかもしれません。他に考えられるのは，窓から見える場所に車を停め，窓越しに子どもたちを見張ること。そうすれば，私は警察に対して子どもたちのことを明確に報告することができるかもしれません。

治療者：素晴らしい。私たちはこれ以外にもいくつかの方法を考えつくことができるだろうと思います。そうですね。子どもたちが見つけにくいような，車を停める場所はありますか？

患者さん：ええ，数ブロック離れた場所に停めて，ただ少し長めに歩けばよいのだと思います。

治療者：それから，あなたの住んでいる場所は公共交通機関へのアクセスは良いのですか？

患者さん：はい，私の家のすぐ近くにバス停があります。私はバスに乗って家と家から少し遠い駐車場を行き来することができます。えーと，さらに言うと，自分の車を売って，公共交通機関だけを使うという選択肢もあるでしょう。私はその考えにはあまり興味がないのですが，少なくとも考える価値はあると思います。

非典型的な例と問題となる反応

　患者さんの中には責任のある仕事を人に任せることや「No」と言うことに非常にためらいを感じる方もいます。通常，ほとんど，これらのためらいは悪い出来事が起こる確率を過剰に予測することや，破局的に考えることと関連があります。そのような場合には，これらの認知を同定し，再構成することがとても役立ちます。責任のある仕事を人に任せることは難しいことですが，治療者は完全主義的な心配事や，他者がその課題をどれほど上手にこなせるのだろうかと破局視してしまうことに注意を呼びかけるとよいでしょう。「No」と言うことの難しさは，拒絶や激しい報復の予測に関連しています。もし患者さんが仲の良い友達からの拒絶を予測しているのであれば，過剰な予測が生じていないかどうか，その確率を評価することが重要です。患者さんが知人からの拒絶を予測している場合には，脱破局化が最もふさわしい対応となるでしょう（例：「その人にはどのくらいの頻度で会うのですか？」「もし相手があなたのことを悪く思ったとしたら，それがあなたの人生にどれほどの影響を与えるでしょうか？」）。

第14章 薬物療法とこのプログラムとの関係

　このセッションは薬物療法をやめることを扱うものであり，すでに内服をしている場合，または患者さんが薬物療法を始めることを検討している場合にのみ該当します。そうでない場合には，治療者はその時間を用いて想像曝露（そして関係があれば実際の生活上の状況において行う曝露）とプログラム終了に向けての準備に集中する，あるいは，省いてワークブックの第12章に進みましょう。

ワークブック第11章のまとめ

- 薬物療法を行う理由
- 最も一般的に用いられる薬の説明
- どの薬をやめることができるか，その方法の説明

> ワークブック
> 第11章
> に対応

セッションの概要

- 簡潔なチェック
- アジェンダの取り決め
- 想像曝露の継続
- 実際の生活上の状況における曝露と反応妨害法の継続
- 薬物療法の問題についての話し合い
- プログラム終了の準備
- ホームワークの取り決め
- セッションのまとめとフィードバック

簡潔なチェック

　この時間で，あいさつや患者さんの最近の状態についての報告，患者さんのセルフモニタリングの手短な振り返りを行い，前回のセッションで検討したその他のホームワークへの取り組みを簡潔に確認します。

アジェンダの取り決め

　このセッションでのアジェンダの提案には，想像曝露の継続，実際の生活上の状況において行う曝露と反応妨害法の継続（該当する場合），薬物療法の問題についての話し合い（該当する場合），プログラム終了に向けての準備，ホームワークの話し合いが含まれているとよいでしょう。

想像曝露の継続

患者さんがこれまで練習してきたものよりも不安を誘発しやすい心配事への曝露に進む準備ができていると思えているかどうか，話し合いましょう。時間が許せば，治療者主導の想像曝露をセッション中に行うとよいでしょう。そうでなければ，想像曝露は家で練習してもらいましょう。

実際の生活上の状況における曝露と反応妨害法の継続

もし実際の生活上の状況において行う曝露が患者さんに役立ちそうであれば，これまで練習してきたものよりも不安を誘発しやすい心配事への曝露に進む準備ができているかどうか，話し合いましょう。

薬物療法の問題についての話し合い

ワークブック
第11章
に対応

薬物療法についての話し合いでは，以下の3つのポイントについて説明するとよいでしょう。

1. どの程度，行動療法または薬物療法を行っているのか，またはその両方を用いているのかにはとても大きな個人差があります。一般的に，薬物療法は多かれ少なかれ効果のある治療法ではありますが，特定の信念や生活の状況によっては，程度の差はあれ適切でないこともあります。一般的な状況においては，MAWプログラムのような精神療法と比べて薬物療法は短期間に有益な効果をもたらす傾向があります。これは特に，1～2日で効果の出るベンゾジアゼピンや，現在GADの第一選択薬として広く知られ，効果が出るまでに約3週間程度かかる選択的セロトニン再取り込み阻害薬（SSRIs）とセロトニン-ノルアドレナリン再取り込み阻害薬（SNRIs）が当

てはまります。一方で，無期限に内服するタイプの薬でなければ，多くの内服薬は長期的に見ると効果的でなくなる傾向があります。薬物療法は長期にわたり継続的に行った場合，効果が減弱することが時々あります。このため，内服によって多少安心を得られた人にも，MAWプログラムはとても役に立つと言えるでしょう。
2. 薬について，患者さんがその効果や副作用，離脱の問題について理解することができるように記されています。
3. 現在，内服薬を使用している人のために，薬物療法を徐々にやめる手助けをする方法が記載されています。このような減薬は常に処方している主治医の監督を必要とします。このプログラムでは，患者さんが減薬するのに伴って高まった不安は，MAWプログラムで使われているテクニックを応用する良いターゲットであると認識されています。もし減薬が特別難しく（ベンゾジアゼピンからの離脱のような），かつパニック発作を伴うような場合には，*Stopping Anxiety Medication*（Otto, Pollack, & Barlow, 1995）に記載されているプログラムがより効果的で，適切です。

プログラム終了の準備

　治療者は患者さんにプログラムの終了が近づいていることを知らせ，患者さんが学んだことを自分自身で継続していくための方法を検討し始めましょう。

ホームワークの取り決め

　このセッションでのホームワークには，これまでの章で挙げたものと同じメニューが含まれているとよいでしょう。

セッションのまとめとフィードバック

　患者さんに，その日の収穫と言える何らかのメッセージや役立ちそうなポイントについてまとめてもらいましょう。また患者さんがセッションの内容に対してネガティブな心の反応を経験したかどうか，確認しましょう。

検討すべき原則とポイント

　この薬物療法の問題についての話し合いは，主には今後の方向性に対する教育的なものです。患者さんがプログラム終了に向けて準備をする中で，将来より前進するため，難しい場面に対処し身につけたスキルを維持し，再燃を乗り越えるためにどのスキルを応用できそうか，治療者は患者さんに伝えたくなる気持ちを抑えることが必要不可欠です。治療者が答えを教えてしまうのではなく，ソクラテス式の方法のスタンスを応用し，症例3のように患者さんにこれらの問題について質問するほうがよいでしょう。ソクラテス式の方法のスタンスを応用することは，患者さんがプログラム終了への準備ができているかどうかを治療者がより深く分析する助けとなり，また，患者さんのスキル習得をさらに促してくれるでしょう。

> ワークブック
> 第11章
> に対応

ケース・スタディ

■症例1

患者さん：私は，いつも，薬物療法は化学物質のアンバランスまたは遺伝的な異常を修正するものだと思っていました。

治療者：これまでのところ，化学物質のアンバランスまたは遺伝的な異常が過剰な心配や物事全般に対する不安の主な原因となるという明らか

な根拠は見つかっていません。薬がどのように働くかという質問の答えも，症状を和らげるようだ，ということ以外には詳しく解明されていません。薬がどのように作用するかにかかわらず，たとえ多少，症状が強まる経験をすることがあったとしても，あなたは不安に対処できるのだということを学ぶことが重要です。

■症例2

患者さん：減薬中に不安を強く感じることがあったらどうしましょう？
治療者：なぜ減薬中にたくさんの不安を感じると思うのか，教えてください。
患者さん：過去のそういった気持ちがすべて蘇るのではないかと思うのです。
治療者：どんな気持ちのことですか？　もっと詳しく話していただけますか？
患者さん：筋肉の緊張と落ち着かない感じ，そして不安で眠れないことです。
治療者：もしそれらを今経験することになったら，どのように反応しますか？
患者さん：これまで学んできた方法を応用しようと試みます。
治療者：現実的にはその方法には何が含まれていますか？　どのようなことをしますか？
患者さん：筋肉の緊張に対してはリラクゼーションのエクササイズを試すと思います。そして気を逸らすのではなく，私の心配事についてよく考えると思います。心配していることは実際にはどのくらい起こる可能性があるのか，どのくらい危険なことなのかを考えます。実際に最悪の事態が起こることを考えて，対処するかどうかを考えます。

■症例3

患者さん：私は本当に，今，自分がプログラムを終える準備ができているとは思えません。まだ取り組んでいない心配事がありますし，避けている状況もあります。

治療者：わかりました。ではその心配をまず扱いましょう。それらの心配事にそれぞれどのようにアプローチしますか？　それらと向き合うためにどのテクニックを使いますか？

患者さん：そうですね，私はその心配について，起こる確率を過剰に予測したり破局視したりしてしまっていないかを調べます。根拠を検討して「それがどうした？」のテクニックを脱破局化のために使うと思います。それに挑戦しようとする前に，まず自分自身をその心配事に曝露することもできそうです。

治療者：あなたが今でも避けている状況とは何のことですか？　それに対処するためにどのテクニックを使いますか？

患者さん：最初にどの方法を行うかを決めるところから始めたいと思います。必要であれば，大変そうな課題を小さく分けることができます。それから，十分な時間をとって慣れるまで，それぞれの課題を練習してから次の課題に進みます。

治療者：それでは，あなたはどのテクニックと原則を使い，心配や回避を減らすことを習得するという目標に向かってどのように取り組めばよいかを知っているのですね？

患者さん：はい，でも，プログラムが終わることについて少し神経質になってしまっているのです。

治療者：そうですね，終了に関して多少の不安を感じるのは自然なことです。でも，あなたはこのプログラムの原理をとてもよく習得しています。難しいと感じる心配事を処理するのに必要なだけの時間，それらの方法を使い続けるのはあなたの自由ですよ。

> ワークブック
> **第11章**
> に対応

非典型的な例と問題となる反応

"安全弁"のような役割をしてしまっているベンゾジアゼピンを減らしていくことは，身体的，精神的な依存の観点から時々とても難しいことがあります。高用量からの段階的な減量（処方した主治医の監督のもと行ってください）の過程に加えて，内服薬を入れた薬瓶や薬袋から徐々に薬を除いていき，精神的な依存から離れることも助けとなります。例を挙げると，同行してくれた友人に内服薬を預けて受診時に内服しない練習をしたり，身近な人に頼むのではなく車のダッシュボードの小物入れに入れっぱなしにするようにしたり，家に置いてくるようにしたり，といったことができるでしょう。さいわい，GADの患者さんに対するベンゾジアゼピンの処方は，SSRIやSNRIがこの疾患に対する第一選択薬として幅広く受け入れられるようになってきたため，減少傾向にあります。

第15章 このプログラムの成果とあなたの将来

ワークブック第12章のまとめ

- 「不安の記録」,「毎日の気分の記録」, 破局的なイメージの評価, 行動変化の評価を用いて, プログラム開始時からの変化を, 客観的に評価する方法を説明する
- 次のステップへの意思決定のプロセスについて［満足のいく進歩があったか, またはもっと変化が必要なのかを検討します］
- 進歩を維持する方法を説明する
- 将来のハイリスクな状況について考える

セッションの概要

- 簡潔なチェック
- アジェンダの取り決め
- プログラム終了についての話し合い

ワークブック 第12章 に対応

簡潔なチェック

　この時間で, あいさつをしたり, 患者さんが最近どのような状態であったかを話してもらったりします。また前回のセッション以降に患者さんが

取り組んだホームワークの課題を簡単に確認します。

アジェンダの取り決め

　このセッションでのアジェンダの提案には，プログラム終了についての話し合いが含まれているとよいでしょう。

プログラム終了についての話し合い

　プログラムの終了について話し合うとき，以下の5つのポイントについて説明をするとよいでしょう。

1. 患者さんはバイアスの影響を受けやすいため，全体的にどのように感じているかではなく，プログラム開始時はどんな気持ちだったかを思い出すことに集中することが重要で，治療の初期に記入したモニタリング用紙と最近のものとの比較に基づいて患者さん自身の成長を評価するよう患者さんに指導します。これらの比較を容易にするため，我々はいつも患者さん自身の評価を時系列で入力し，その情報をまとめるためにグラフを作る集計表をそれぞれの患者さんのために作ります。不安が高まった出来事の頻度，不安の最大値，起こる確率と対処できる確率，想像暴露に対する反応としての不安の点数，そして回避や安全行動と関連のある状況に伴う不安の点数の記録に変化があったかどうかを検証します。新しい一連のスキルを学んだときと同様，変化または改善は継続的なものであると見なされます。それゆえに，それぞれの項目における変化が重要で，絶対的な目標に到達できたかどうかをもとに判断しないよう患者さんに勧めます。
2. 患者さんが進歩していない，または期待はずれのレベルしか進歩し

なかったという場合には，考えられる原因を理解する手助けをします。これらの原因には最初の診断が間違っていることや，より長期にわたる練習が必要であること，練習のモチベーションが低いこと，原理の理解が不十分であること，そして非現実的な目標設定などが含まれている可能性があります。その後のステップは，期待はずれの進歩しか得られなかった主な原因がこれらの5つのうち何によるものかによって，検討します。
3. この章の主なコンセプトは，背景にある問題を押さえつけるものではなく，不要な悪循環を取り除くために，非適応的なサイクルに介入しようとするものです。これは，不安の体験がなくなるという意味ではありません。なぜなら不安は生き残るために必要なものだからです。非適応的なサイクルという表現は，その不安に根拠がない場合に使われます。用いられるアプローチは，背景にある病理を隠すのとは対照的に，コントロールすることを学ぶ，もしくは特定のターゲットに関する過剰な不安を取り除くこととなります。
4. 心配，緊張，ためらい，あるいは安全行動は将来にもみられると思いますが，これらは背景に実在する問題が浮上する兆候なのではなく，むしろ，それらは特定の非適応的な反応を反映しているものだと患者さんに理解してもらうことが大切です。
5. ストレスフルなイベントは，いくつかが組み合わさることでも，または単独でも緊張の高まりや心配をもたらすと言われており，それによって短期間のあいだに以前の不安の処理のプロセスに戻ってしまう可能性が高まる傾向がみられるでしょう。

> ワークブック
> 第**12**章
> に対応

検討すべき原則とポイント

これがこのプログラムの最後のセッションであるため，主な焦点は患者さんの成長の評価と将来のための計画に置かれます。プログラムを終了す

ることへの心配はこのセッションでよく生じるものですが，この治療は患者さんが不安に対処するために必要なスキルを提供するよう作られている一方で，これらのスキルを定期的に練習する必要があると強調することが重要です．この点を強化するため，我々はよくデンタルヘルスの例えを用います．つまり，我々は患者さんに，歯科医が「あなたの歯茎はとてもきれいで健康なので，もう歯磨きとフロスは行う必要がないですよ」と言うのを想像できるかどうか，聞きます．我々は患者さんに類似の原則が心の健康にも応用できるかどうか，検討してもらいます．すなわち，「情緒を健康で良い状態に保つことや不安や緊張を対処可能なレベルに維持するためにも，精神衛生を良い状態に保つことと同様に，定期的な練習が必要なのではないでしょうか？」といった提案をすることだとも言えます．

　治療者の中には"ブースター"のセッションを1カ月に1回続ける選択をする方もいます．それぞれの治療者は，そのようなブースター・セッションのもたらす効果と，治療者への過剰な依存心を抱かせてしまうリスクを天秤にかけ，ケース・バイ・ケースに決定する必要があるでしょう．

ケース・スタディ

■症例1

患者さん：以前は避けていたことのほとんどに取り組み，安全行動もほぼやめたのにもかかわらず，義両親が来るといまだに「家の中を完璧にきれいにしていない」という考えで不安になります．完璧な嫁であろうとすることが常に私にとって大きな問題で，今は将来それを克服できるとは思えません．

治療者：あなたは，不安階層表のその他の項目と，義両親のために家を完璧にきれいにすることを，ただ単にそれが最も難しいことだという理由で分けて考えてしまっているように聞こえます．あなたはその他の

第15章　このプログラムの成果とあなたの将来　199

状況を乗り切る方法をすでに習得しているのですから，部屋が完璧にきれいでなかった場合に義両親がそれを見たらどうなるか，もう少し対処可能な考え方をすることはできそうですか？

患者さん：できそうにありません。

治療者：取り組みを始める前，他のどの項目もとても大変そうに思えたことや，どのようにそれらを乗り越えたかを思い出せますか？

患者さん：そうですね，最初，他の項目のいくつかは確かに大変そうに見えました，そして私はそれらを小さなステップに分けました。でも，この状況を小さなステップに分ける方法がわかりません。

治療者：義両親があまり入らないような部屋はいくつかありますか？　おそらく，それらから始めるとよいでしょう。

患者さん：たぶん，彼らが決して入らないと確信している一部屋を汚れたままにしておくところから始められると思います。彼らはほとんど，子ども用のトイレには入りません。ですから，そこから始めて，もっと不安を感じている別の部屋に進めていこうと思います。

治療者：素晴らしい。でも，あえて異を唱えるようですが，リビングルームのような別の部屋に進む準備ができたとき，とても大変だと感じている自分を想像してみてください。そのときは，どうしますか？

患者さん：たぶん，空になっていない灰皿1つをそのままにしておくところから始めて，徐々に取り組むだろうと思います。結局のところ，他の状況とそう大して変わらないのだろうと思うようになりました。ただ，もっとよく考えてクリエイティブになる必要があるのですね。

ワークブック第**12**章に対応

■症例2

患者さん：自己評価のチェックリストではいくつか成長できたと思える部分がありましたが，そうでなかった部分はどうしたらよいでしょうか？

治療者：自己評価は，自分にとってまだ問題の残っている部分を詳しく同定するための方法です。これまでのセッションの目標は，最後のセッションまでにあなたのすべての症状を取り除くことではなく，そういった問題を乗り越えるために必要なスキルを習得することだったことを思い出してください。あなたはこれらのスキルをよく理解しておられますから，まだ心配の可能性があるそれぞれの部分に集中して，練習しスキルを応用し続けることができるかどうか，です。

■症例 3

患者さん：私は治療が終わるまでに不安が治るだろうと思っていました，でも，もう最後のセッションになってしまい，まだ治っていません。私が治るのにはどのくらいの期間がかかるのでしょうか？

治療者：もし"治る"というのが，あなたが決して不安を感じないようになるという意味であれば，不安には適応的な価値があり，そういう理由で私たちの目標は不安をすべて取り除くことではないのだということを思い出してください。その代わりに，治療では，根拠のない過剰な不安をコントロールするためのスキルを習得することに集中してきました。新しいどんな一連のスキルとも同じように，これらは定期的な練習を必要とし，完全に習得され無意識的に（自動的に）行えるようになるまでに時間がかかります。しかし，あなたが練習をすればするほど，これらのスキルはより綿密な意味で自分のものとなり，自動的に行えるようになるでしょう。これらの新しい反応を自然なものと感じ，習得するまでに必要な時間は人によって異なりますが，ほとんどは，定期的に練習するために費やした時間と努力によって決まります。

非典型的な例と問題となる反応

　患者さんの中には，まだ過剰な不安や注意深さを感じていたり，時々安全行動をとってしまうことがあることから，プログラムを終了することに不安を感じる方がいます。これらの患者さんは，いまだに経験し続けている問題を大きく捉えてしまう一方で，自分たちが達成してきた成果を小さく評価していることが高い頻度でみられます。これらの場合には，患者さんがより正確に自分の成長を評価することができるよう，治療の初期の記録を見直すと効果的です。患者さんが悪い部分ばかりを気にして成果を過小評価してしまっている例を挙げると役に立つでしょう（例：「最近はそんなに妻のことを心配していなかったのですが，まだ，子どものことはとても心配になるので，本当に良くなっているわけではないと思います」「毎晩眠れないということはなくなりましたが，最近，何度かそういう夜がありました」）。治療者は患者さんに対し，まだ多少の改善の余地があるけれども，これまでに彼らが素晴らしい前進を遂げたことと，そのためにとても熱心に取り組んだことを強調してよいのです。患者さんに「成し遂げたことを誇りに思ってよい」と，自分を認めることの重要性を伝えることが必要です。

　治療が終わる前に大きな人生の危機が起こってしまった場合，患者さんは少し後戻りし，振り出しに戻ってしまったと感じるかもしれません。このような場合には，確かに彼らは少し後退したかもしれませんが，すべての過程が失われるわけではないということを知ってもらうとよいでしょう。治療の最初から最後までの記録を見直すことも，励ましとなる可能性があります。これまでの記録を一緒に見ながら，治療者は患者さんが以前成果を出したことを認識させ，間違いなく，もう一度前に進むことが可能であると知ってもらう，その手助けをすることができます。

　最後になりますが，患者さんの中には治療を終える準備がまだできてい

> ワークブック
> 第**12**章
> に対応

ない，または自分自身で継続することができるかどうかわからない，と話す方もいます。患者さんには，前に進み続けるために治療者の支えは必要ないのだということを理解する手助けが必要です。彼らが一旦治療の原理を理解し，必要なスキルを習得したら，残っているのは練習とこれらのスキルが習慣になるまで応用し続けることであり，これは患者さん自身が取り組むほかないのです。現在のところ，将来の成果は，ほぼ完全に，患者さんが問題に対し継続的に取り組むモチベーションによると言えるでしょう*。

＊訳者注：ですから，治療者は必要なスキルを身につけ，患者さんのモチベーションを高め維持するようなセラピーを継続的に行うことが大切です。

文献

American Psychiatric Association. (1994). *Diagnostic and statistical manual of mental disorders* (4th ed.). Washington, DC: Author.

Barlow, D. H. (2004). Psychological treatments. *American Psychologist, 59*, 869–878.

Barlow, D. H. (2002). *Anxiety and its disorders: The nature and treatment of anxiety and panic* (2nd ed.). New York: Guilford Press.

Barlow, D. H., O'Brien, G. T., & Last, C. G. (1984). Couples treatment of agoraphobia. *Behavior Therapy, 15*, 41–58.

Borkovec, T. D., & Hu, S. (1990). The effect of worry on cardiovascular response to phobic imagery. *Behaviour Research & Therapy, 28*, 69–73.

Borkovec, T. D., & Ruscio, A. M. (2001). Psychotherapy for generalized anxiety disorder. *Journal of Clinical Psychiatry, 62*, 37–45.

Borkovec, T. D., Shadick, R. N., & Hopkins, M. (1991). The nature of normal and pathological worry. In R. M. Rapee & D. H. Barlow (Eds.), *Chronic anxiety and mixed anxiety-depression* (pp. 29–51). New York: Guilford Press.

Brown, T. A., Chorpita, B. F., Korotitsch, W., & Barlow, D. H. (1997). Psychometric properties of the Depression Anxiety Stress Scales (DASS) in clinical samples. *Behaviour Research & Therapy, 35*, 79–89.

Brown, T. A., DiNardo, P. A., Lehman, C. L., & Campbell, L. A. (2001). Reliability of DSM-IV anxiety and mood disorders: Implications for classification of emotional disorders. *Journal of Abnormal Psychology, 110*, 49–58.

Brown, T., Moras, K., Zinbarg, R., & Barlow, D. H. (1993). Differentiating generalized anxiety disorder and obsessive compulsive behavior. *Behavior Therapy, 24*, 227–240.

Butler, G., Wells, A., & Dewick, H. (1995). Differential effects of worry and imagery after exposure to a stressful stimulus: A pilot study. *Behavioural and Cognitive Psychotherapy, 23*, 45–56.

Canfield, J., & Hansen, M. V. (1995). *A 2nd helping of chicken soup for the soul: 101 more stories to open the heart and rekindle the spirit.* Deerfield Beach, FL: Health Communications, Inc.

Castonguay, L. G., Goldfried, R., Wiser, S., Raue, P. J. & Hayes, A. M. (1996). Predicting the effect of cognitive therapy for depression: A study of unique and common factors. *Journal of Consulting and Clinical Psychology, 64,* 497–504.

Castonguay, L. G., Schut, A. J., Aikins, D. E., & Constantino, M. J. (2004). Integrative cognitive therapy for depression: A preliminary investigation. *Journal of Psychotherapy Integration, 14,* 4–20.

Cerny, J. A., Barlow, D. H., Craske, M. G., & Himadi, W. G. (1987). Couples treatment of agoraphobia: A two-year follow-up. *Behavior Therapy, 18,* 401–415.

Chambless, D. L., & Steketee, G. (1999). Expressed emotion and behavior therapy outcome: A prospective study with obsessive-compulsive and agoraphobic outpatients. *Journal of Consulting & Clinical Psychology, 67,* 658–665.

Craske, M. G. (1999). *Anxiety disorders: Psychological approaches to theory and treatment.* Boulder, CO: Westview Press.

Craske, M. G., Rapee, R. M., Jackel, L., & Barlow, D. H. (1989). Qualitative dimensions of worry in DSM-III–R generalized anxiety disorder subjects and nonanxious controls. *Behaviour Research & Therapy, 27,* 397–402.

Crawford, J. R., & Henry, J. D. (2003). The Depression Anxiety Stress Scales (DASS): Normative data and latent structure in a large nonclinical sample. *British Journal of Clinical Psychology, 42,* 111–131.

Foa, E. B., & Kozak, M. J. (1986). Emotional processing of fear: Exposure to corrective information. *Psychological Bulletin, 99,* 20–35.

Freeston, M. H., Dugas, M. J., & Ladouceur, R. (1996). Thoughts, images, worry, and anxiety. *Cognitive Therapy and Research, 20,* 265–273.

Gillis, M. M., Haaga, D. A. F., & Ford, G. T. (1995). Normative values for the Beck Anxiety Inventory, Fear Questionnaire, Penn State Worry Questionnaire, and Social Phobia and Anxiety Inventory. *Psychological Assessment, 7,* 450–455.

Holmes, E., & Mathews, A. (in press). Mental imagery and emotion: A special relationship? *Emotion.*

Hoyer, J., Becker, E. S., & Roth, W. T. (2001). Characteristics of worry in GAD participants, social phobics and controls. *Depression & Anxiety, 13,* 89–96.

Institute of Medicine. (2001). *Crossing the quality chasm: A new health system for the 21st century.* Washington, DC: National Academy Press.

Lang, P. J. (1968). Fear reduction and fear behavior: Problems in treating a construct. In J. M. Shlien (Ed.), *Research in psychotherapy,* vol. I (pp. 90–102). Washington, DC: American Psychological Association

Lang, P. J. (1985). The cognitive psychophysiology of emotion: Fear and anxiety. In A. H. Tuma & J. Maser (Eds.), *Anxiety and the anxiety disorders* (pp. 131–170). Hillsdale, NJ: Erlbaum.

Lavallee, Y. -J., Lamontagne, Y., Pinard, G., Annable, L., & Tetrault, L. (1977). Effects on EMG feedback, diazepam and their combination on chronic anxiety. *Journal of Psychosomatic Research, 21,* 65–71.

Lovibond, P. F., & Lovibond, S. H. (1995). The structure of negative emotional states: Comparison of the Depression Anxiety Stress Scales (DASS) with the Beck Depression and Anxiety Inventories. *Behaviour Research & Therapy, 33,* 335–343.

MacLeod, C., & Hagan, R. (1992). Individual differences in the selective processing of threatening information, and emotional responses to a stressful life event. *Behavior Research and Therapy, 30,* 151–161.

Meyer, T. J., Miller, M. L., Metzger, R. L., & Borkovec, T. D. (1990). Development and validation of the Penn State Worry Questionnaire. *Behaviour Research and Therapy, 28,* 487–495.

Miller, W. R., & Rollnick, S. (2002). *Motivational interviewing: Preparing people for change* (2nd ed.). New York: Guilford Press.

Newman, C. (1994). Understanding client resistance: Methods for enhancing motivation to change. *Cognitive & Behavioral Practice, 1,* 47–69.

Otto, M. W., Pollack, M. H., & Barlow, D. H. (1995). *Stopping anxiety medication: Panic control therapy for benzodiazepine discontinuation.* New York: Oxford University Press.

Rachman, S. J. (1990). *Fear and Courage.* San Francisco: W. H. Freeman & Co.

Rutherford, E. M., & MacLeod, C. (1990, November). *Selective processing of threatening information.* Presented at the 24th Annual Convention of the Association for the Advancement of Behavior Therapy, San Francisco.

Schut, A. J., Castonguay, L. G., & Borkovec, T. D. (2001). Compulsive checking behaviors in generalized anxiety disorder. *Journal of Clinical Psychology, 57,* 705–715.

Stanley, M. A., Beck, J. G., Novy, D. M., Averill, P. M., Swann, A. C., Diefenbach, G. J., & Hopko, D. R. (2003). Cognitive-behavioral treatment of late-life generalized anxiety disorder. *Journal of Consulting & Clinical Psychology, 71,* 309–319.

Tallis, F., & de Silva, P. (1992). Worry and obsessional symptoms: A correlational analysis. *Behaviour Research & Therapy, 30,* 103–105.

Vrana, S. R., Cuthbert, B. N., & Lang, P. J. (1986). Fear imagery and text processing. *Psychophysiology, 23,* 247–253.

Wegner, D. M., & Erber, R. (1992). The hyperaccessibility of suppressed thoughts. *Journal of Personality and Social Psychology, 63,* 903–912.

Wegner, D. M., Schneider, D. J., Carter, S., III, & White, L. (1987). Paradoxical effects of thought suppression. *Journal of Personality and Social Psychology, 53,* 5–13.

Wenzlaff, R., Wegner, D. M., & Roper, D. (1988). Depression and mental control: The resurgence of unwanted negative thoughts. *Journal of Personality and Social Psychology, 55,* 882–892.

Wetherell, J. L., Gatz, M., & Craske, M. G. (2003). Treatment of generalized anxiety disorder in older adults. *Journal of Consulting & Clinical Psychology, 71,* 31–40.

Zinbarg, R. (1998). Concordance and synchrony in measures of anxiety and panic reconsidered: A hierarchical model of anxiety and panic. *Behavior Therapy, 29,* 301–323.

Zinbarg, R., Barlow, D. H., Liebowitz, M., Street, L., Broadhead, E., Katon, W., Roy-Byrne, P., Lepine, J., Teherani, M., Richards, J., Brantley, P., & Kraemer, H. (1994). The DSM-IV field trial for mixed anxiety depression. *American Journal of Psychiatry, 151,* 1153–1162.

Zinbarg, R., Lee, J. E., & Yoon, L. (2005). Efficacy of a cognitive-behavioral program for generalized anxiety disorder in a randomized clinical trial and dyadic predictors of outcome: A "spoonful of sugar" and a dose of non-hostile criticism may help. Manuscript submitted for publication.

■著者

リチャード・E・ジンバーグ（Richard E. Zinbarg, Ph.D.）
ノースウェスタン大学心理学部の准教授であり，Patricia M. Nielsen Research の主任，ノースウェスタン大学の Family Institute における不安とパニックの治療プログラムのディレクターを兼任している。雑誌 *Journal of Abnormal Psychology* の次期副編集長でもある。

ミッシェル・G・クラスケ（Michelle G. Craske, Ph.D.）
1985 年ブリティッシュコロンビア大学で博士号を取得し，その後，不安障害（不安症）の領域において 160 以上の論文や書籍を出版。カリフォルニア大学ロサンゼルス校（UCLA）の心理学，生物行動科学の教授であり，UCLA 不安障害研究プログラムの責任者。アメリカ不安障害学会の科学委員会の役員でもある。

デイビッド・H・バーロウ（David H. Barlow, Ph.D.）
ボストン大学の心理学および精神医学の教授。同大学の不安関連障害センターの設立者であり，名誉所長でもある。アメリカ専門心理学委員会認定の臨床心理の資格を持ち，個人開業の臨床心理士として臨床を続ける傍ら，Treatment That Work^{TM} シリーズの編集長を務める。

■監訳者

伊豫雅臣（いよ　まさおみ）
千葉大学大学院医学研究院精神医学 教授。精神科医。
1958年，東京都生まれ。1984年，千葉大学医学部卒業。1884年，千葉大学医学部附属病院神経精神科研修医。1986年，国立精神・神経センター精神保健研究所 薬物依存研究部薬物依存研究室室長。1997年，浜松医科大学精神神経医学講座助教授。2000年，千葉大学医学部精神医学講座教授。2001年より現職。専門は臨床精神薬理，認知行動療法，疼痛性障害，薬物依存など。

■訳者

沖田麻優子（おきた　まゆこ）
浜松医科大学医学部卒業。精神科医。医学博士。
千葉大学医学部附属病院精神神経科にて後期研修後，渡米。ECFMG Certificate 取得。カリフォルニア大学ロサンゼルス校（UCLA）Division of Adult Psychiatry の気分障害クリニック，不安障害クリニック，ウィメンズライフセンターにて臨床を学ぶ。千葉大学大学院精神医学博士課程修了。2017年より，あしたの風クリニックに勤務。専門は不安障害，認知行動療法，女性のメンタルヘルス。

不安や心配を克服するためのプログラム：治療者用ガイド
2018年4月18日　初版第1刷発行

著　　者　リチャード・E・ジンバーグ，ミッシェル・G・クラスケ，
　　　　　デイビッド・H・バーロウ
監訳者　　伊豫雅臣
訳　　者　沖田麻優子
発行者　　石澤雄司
発行所　　㈱星和書店
　　　　　〒168-0074　東京都杉並区上高井戸1-2-5
　　　　　電話　03（3329）0031（営業部）／03（3329）0033（編集部）
　　　　　FAX　03（5374）7186（営業部）／03（5374）7185（編集部）
　　　　　http://www.seiwa-pb.co.jp
印刷所　　株式会社 光邦
製本所　　鶴亀製本株式会社

Printed in Japan　　　　　　　　　　　　　　ISBN978-4-7911-0978-4

・本書に掲載する著作物の複製権・翻訳権・上映権・譲渡権・公衆送信権（送信可能化権を含む）は㈱星和書店が保有します。
・JCOPY 〈(社)出版者著作権管理機構 委託出版物〉
本書の無断複製は著作権法上での例外を除き禁じられています。複製される場合は，そのつど事前に，(社)出版者著作権管理機構（電話 03-3513-6969，FAX 03-3513-6979，e-mail: info@jcopy.or.jp）の許諾を得てください。

Mastery of Your Anxiety and Worry
Workbook

不安や心配を克服するための
プログラム

患者さん用ワークブック

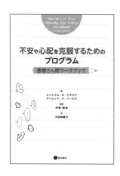

ミッシェル・G・クラスケ,
デイビッド・H・バーロウ 著
伊豫雅臣 監訳　沖田麻優子 訳
B5判　188p　定価：本体2,400円＋税

「心配性だ」「すぐ緊張してしまう」と悩んでいる人，また，不安にとらわれて勉強や仕事や家事が手につかない人——全般性不安障害（全般不安症）をもつ人，その傾向のある人が，認知行動療法の技法を使って不安や心配を克服する方法を学べます。

本書は，全米の精神科医療機関の中で非常に高い評価を得ている病院の一つ，カリフォルニア大学ロサンゼルス校（UCLA）の不安障害クリニックで日常的に使われているワークブックを，UCLAに留学し西海岸最大規模の不安障害クリニックで学んだ日本人医師が訳した，日本人向けに使いやすい工夫がほどこされたワークブックです。受診する前の段階の人にとっては，疾患や症状，治療法について学び，自分で実践する自習帳として使うことができます。治療者にとっては，治療方針を共有したり，自宅での練習を促したりする際のテキストとして使うことができ，課題の取り組み状況や理解度が確認しやすい仕掛けになっています。

発行：星和書店　http://www.seiwa-pb.co.jp

不安の病

伊豫雅臣 著

四六判　208p　定価：本体1,500円＋税

パニック障害、社交恐怖（対人恐怖・社交不安障害）、強迫性障害、疼痛性障害、心気症など、日常の生活に支障をきたす不安障害について、その心理的成り立ち、実態、治療について、平易な文章でわかりやすく解説する。

認知行動療法の科学と実践

David M. Clark，Christopher G. Fairburn 編
伊豫雅臣 監訳

A5判　296p　定価：本体3,300円＋税

認知行動療法の科学的根拠や疾患別治療法をわかりやすく解説した実践書。各疾患の精神病理を科学的に解析し、その病理をより効果的に改善させる方法を具体的に紹介する。

慢性疼痛の治療
―認知行動療法によるアプローチ―

〈治療者向けガイド〉
A5判　144p
定価：本体2,000円＋税

〈患者さん用ワークブック〉
B5判　96p
定価：本体1,500円＋税

ジョン・D・オーティス 著　伊豫雅臣, 清水栄司 監訳

発行：星和書店　http://www.seiwa-pb.co.jp

不安からあなたを解放する10の簡単な方法
不安と悩みへのコーピング

エドムンド J. ボーン, ローナ・ガラノ 著　野村総一郎, 林建郎 訳
四六判　248p　定価：本体1,800円＋税

10代のための人見知りと社交不安のワークブック
人付き合いの自信をつけるための認知行動療法とACT（アクト）の技法
（アクセプタンス＆コミットメント・セラピー）

ジェニファー・シャノン 著　ダグ・シャノン イラスト
クリスティーン・パデスキー 序文　小原圭司 訳
B5判　136p　定価：本体1,200円＋税

不安障害のためのACT（アクト）（アクセプタンス＆コミットメント・セラピー）
実践家のための構造化マニュアル

ゲオルグ・H・アイファート, ジョン・P・フォーサイス 著
三田村仰, 武藤崇 監訳　三田村仰, 武藤崇, 荒井まゆみ 訳
A5判　464p　定価：本体3,400円＋税

不安もパニックも、さようなら
不安障害の認知行動療法：薬を使うことなくあなたの人生を変化させるために

デビッド・D・バーンズ 著
野村総一郎, 中島美鈴 監修・監訳　林建郎 訳
四六判　784p　定価：本体3,600円＋税

発行：星和書店　http://www.seiwa-pb.co.jp